Knaur

Birgit Zebothsen

Abnehmen nach der Schwangerschaft

Knaur

Birgit Zebothsen

Abnehmen nach der Schwangerschaft

- Spezial-Diät-Programm für Mütter, die stillen
- Problemzonen-Gymnastik
- Snacking-Rezepte: blitzschnell und einfach zubereitet

www.knaur.de

Die Autorin
Birgit Zebothsen war Redakteurin bei verschiedenen Frauenzeitschriften und Elternmagazinen und arbeitet heute als Medizinjournalistin und Buchautorin.

Bibliografische Information: Die Deutsche Bibliothek
Die Deutsche Bibliothek verzeichnet diese Publikation in der Deutschen Nationalbibliografie; detaillierte bibliografische Daten sind im Internet über http://dnb.ddb.de abrufbar.

Wichtiger Hinweis
Die Rezepte und Übungen in diesem Buch wurden von Autorin und Verlag sorgfältig erarbeitet und geprüft. Eine Haftung der Autorin bzw. des Verlages und seiner Beauftragten für Personen, Sach- oder Vermögensschäden ist dennoch ausgeschlossen.

Gedruckt auf elementar chlorfrei gebleichtem Papier

Lektorat: Annett Wagner
Umschlagkonzeption: ZERO Werbeagentur, München
Bildredaktion: Sylvie Busche (Ltg.)
Umschlagfoto: Fine Pic/Helmut Henkensiefken
Fotos: Fine Pic/Helmut Henkensiefken: S. 10, 26, 36, 74, 98, 106, 118, 126;
Hannelore Hopp: S. 109, 110, 111, 114;
Reiner Schmitz: S. 39, 40, 43, 45, 47, 49, 53, 54, 55, 57, 60, 63, 64;
Ulli Heiser/Verlag Axel Springer: S. 130, 131, 132
Herstellung: Elke Martin
Druck und Bindung: Printer Trento S.r.l., Trento

Printed in Italy
ISBN 3-426-66750-9

Bitte besuchen Sie uns im Internet:
www.knaur.de

Inhalt

Vorwort

Das Baby ist da und die Welt hat sich radikal verändert – die Figur leider auch ...

Viele Frauen wünschen sich nach der Geburt und der ersten Zeit der Eingewöhnung in ihr neues Leben, möglichst bald wieder schön, schlank und fit zu sein. Und das bitte ohne Hunger, ohne Stress, damit sich die neue Glückseinheit von Mutter und Kind in den ersten Wochen und Monaten so entwickeln kann, wie man es sich vorher sehnlichst gewünscht hat.

Geht das überhaupt?

Egal, ob man 20, 30 oder 40 Jahre alt ist? Egal, ob man stillt oder dem Baby die Flasche gibt? Egal, ob man vorher gerten- oder eher vollschlank war?

Ja. Ganz einfach: Ja.

Dieses Buch zeigt neue Wege zur Wunschfigur nach der Schwangerschaft. Methoden, mit denen man sich und seinen Body wieder richtig in Form bringt. Sogar dann, wenn die Figur schon vor der Schwangerschaft ein paar »Ecken und Kanten« hatte.

Wie das funktionieren soll?

Durch eine revolutionär andere Art der Ernährung: mehr essen – weniger wiegen. Und das nicht nur, wenn Sie stillen. Durch ein ausgewogenes Bewegungskonzept: Es macht straff, es macht Spaß, es macht sich ganz gezielt über Ihre Problemzonen her. Durch die optimale Hautpflege nach der Hormonumstellung: Sie kostet kaum Zeit, denn die haben Sie jetzt ja sowieso nicht.

Und bei alledem entwickeln Sie quasi nebenbei noch etwas ganz, ganz Wichtiges: Energie wie nie! Versprochen.

Birgit Zebothsen

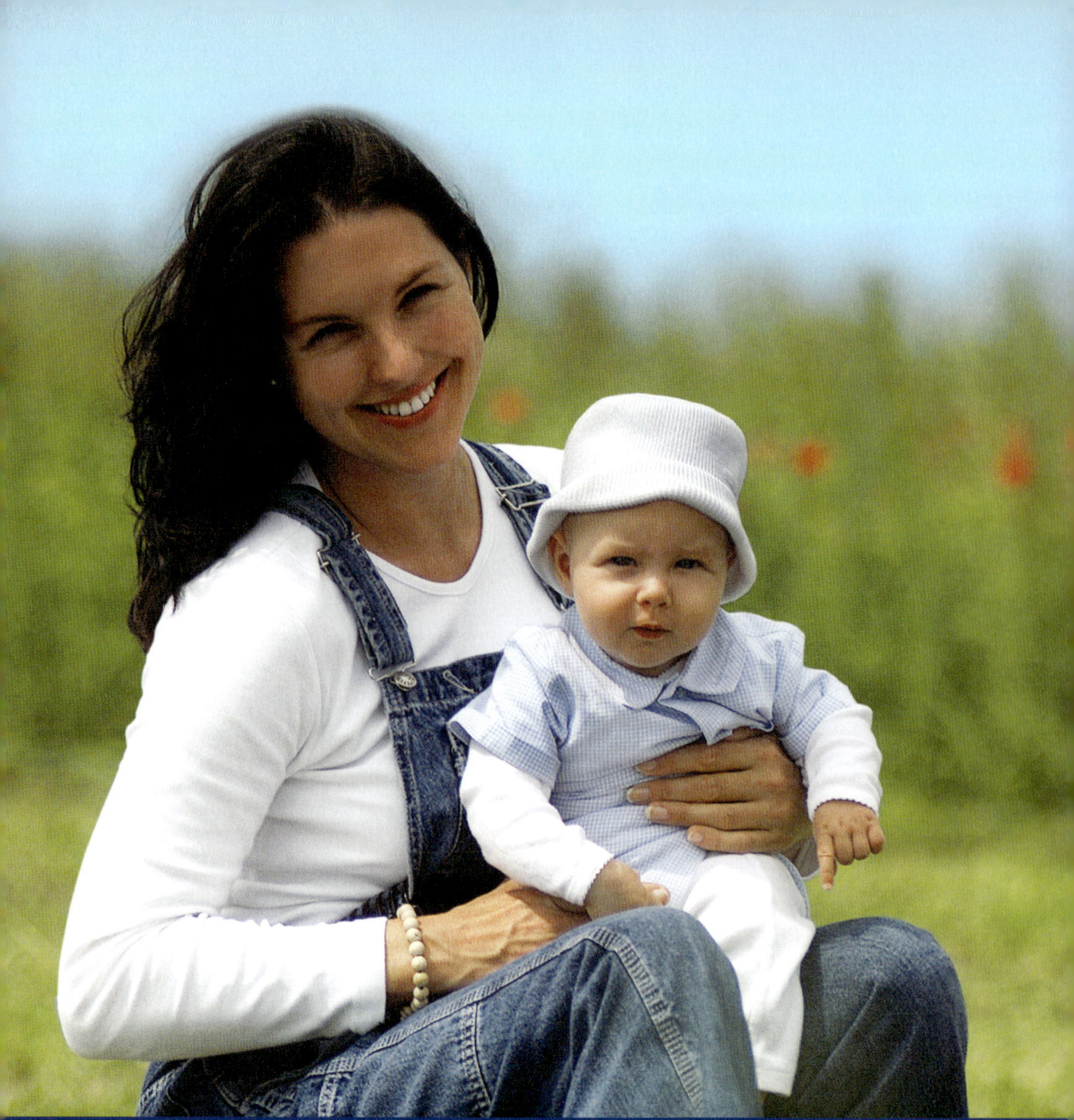

Warum verschwinden die Pfunde nach der Geburt nicht genauso einfach, wie sie gekommen sind?

Zugegeben, eine gleichermaßen schlichte wie nervige Frage. Eine Frage, die Sie schon länger bewegt? Glückwunsch, dann befinden Sie sich in bester Gesellschaft: Zwei von drei Müttern klagen noch Monate nach der Schwangerschaft über zu viele Pfunde, die einfach nicht weichen wollen. Auch wenn man sein Baby mehr liebt als sich selbst – ein bisschen gefallen möchte man sich schon mal wieder, oder?

Im Übrigen sind die Tage und Nächte mit dem neuen Erdenbürger ja keineswegs bloß Harmonie und Glückseligkeit, sondern oft auch Stress und »harte Arbeit« – müsste das Abnehmen da nicht praktisch wie von selbst stattfinden? Und wenn man sein Kleines dann noch monatelang mit Muttermilch verwöhnt – rauscht der Kalorienpegel dabei nicht automatisch in den Keller?

Leider nein. Lesen Sie, was Ärzte, Psychologen, Wissenschaftler und vor allem andere »Leidensgenossinnen« dazu sagen – und wie man das Problem erfolgreich anpackt!

Erst schwanger, dann dick – und irgendwann gibt's den großen Frust

Caroline Wilhelm ist eine so genannte späte Mutter. »Ich hab' meinen Jungen mit 41 bekommen. Kaiserschnitt. Die Schwangerschaft ging ganz easy. Ich wog vorher so um die 55 Kilogramm, im neunten Monat brachte ich dann glatt 78 auf die Waage. Schien mir ganz normal, man muss beim Kinderkriegen schließlich für zwei essen!

Ich wollte jedenfalls keines dieser kleinen, verhuschten Babys, die man manchmal so sieht. Meine Mutter erzählte immer stolz, dass ich bei meiner eigenen Geburt fast achteinhalb Pfund wog. Der Arzt fand zwar, 23 Kilo Gewichtszunahme in der Schwangerschaft seien fast ein bisschen happig, aber da alles andere im grünen Bereich war, hat er nur gesagt: ›Vielleicht gehören Sie ja zu den Frauen, die hinterher wie von selbst wieder schlank werden.‹«

»Der Frust ist der Frost der Seele.« (Waltraud Puzicha)

Inzwischen wissen wir: Caroline Wilhelm gehört keineswegs zu diesen Frauen. Sie wiegt jetzt ein Jahr nach der Geburt immer noch 70 Kilogramm.
Melanie Hermanns ist 28 und hat dreifachen Nachwuchs. Zwei, vier und sechs Jahre alt. Zwei Mädchen, ein Junge. Alles prächtige Kinder, und sie möchte keinen Tag mit ihnen missen.
»Das Dumme ist bloß«, sagt Melanie Hermanns, »jedes meiner drei Kleinen hat mir eine Konfektionsgröße mehr beschert. Früher trug ich Größe 38, heute pass' ich mit Ach und Krach in 44. Ich weiß genau, dass ich so eigentlich nicht gedacht bin. Aber ich bring' keines der Pfunde wieder runter. Ein Trauerspiel.«

Die ärztliche Empfehlung lautet: Frauen, die schon vorher richtiges Übergewicht hatten, sollten sich während der Schwangerschaft weniger, am besten überhaupt keine Plus-Pfunde leisten.

»... wenn ich dann noch meine Kolleginnen in ihren schicken Kostümen sehe ...«

Heidi Wohlfahrt, 21, fährt leidenschaftlich gern Fahrrad. »Das habe ich auch in der Schwangerschaft lange Zeit gemacht. Keine Berge und so, aber immer mal längere Strecken, mit einer vernünftigen Gangschaltung – das ist wirklich herrlich. Nun muss ich zugeben: Ich bin ein Genussmensch! Ich esse nicht, um mich zu ernähren, ich esse, weil ich ein geruhsames Frühstück herrlich entspannend und ein Abendessen mit Freunden wunderbar anregend finde. Dass man hier und da ein paar Pölsterchen kriegt, hat mich nie gestört.«
Seit der Geburt von Sohn Vincent vor einem dreiviertel Jahr sieht Heidi Wohlfahrt das Pölsterchen-Problem mit anderen Augen. »Zum Radfahren bleibt mir einfach keine Zeit mehr! Und wenn ich in den Spiegel gucke und mein Bauch tut so, als wär' ich schon wieder im sechsten Monat, krieg' ich die Krise. Dann brauche ich nur noch meine schlanken Kolleginnen im Büro zu besuchen, wie die mit ihren schicken Kostümen herumwedeln – ich könnte auf der Stelle in die nächste Schönheitsfarm flüchten! Aber das kostet ja leider einfach zu viel Geld.«

Manche Frau nimmt nach der Geburt allein schon deshalb zu, weil sie die energiereiche Babynahrung vorkostet

Caroline Wilhelm, Melanie Hermanns, Heidi Wohlfahrt – drei Beispiele von unendlich vielen. Rund 750 000 Babys werden pro Jahr in Deutschland zur Welt gebracht, hunderttausende von frisch gebackenen Müttern aber verstehen eben diese Welt nicht mehr: Warum verschwinden die verflixten Pfunde nicht genauso einfach, wie sie gekommen sind?
Experten haben auf diese Frage verschiedene Antworten parat – und eigentlich will man keine davon hören:

Noch mal zur Erinnerung: Gewicht in der Schwangerschaft – was ist eigentlich normal?

Werdende Mütter sollten in den neun Monaten nicht mehr als elf bis 15 Kilo zulegen. Sagt jedes ärztliche Lehrbuch. Natürlich muss man dabei die individuelle Situation berücksichtigen: Eine große Frau nimmt stärker zu als eine kleine, eine schlanke Person mehr als eine mollige. Außerdem speichern viele Schwangere reichlich Wasser im Gewebe.
Bei der Gewichtszunahme rechnet man im Normalfall fürs Baby etwa 3000 bis 3500 Gramm, für die Plazenta 500 bis 600 Gramm, Uterus und Fruchtwasser fallen mit jeweils 800 bis 1000 Gramm ins Gewicht, das zusätzliche Blut bringt 1500 Gramm, die Brüste wiegen 400 bis 500 Gramm mehr. Gewebswasser: mindestens 2000 Gramm, Fettreserven: mindestens 1700 Gramm.
Alle diese Werte basieren darauf, dass die werdende Mutter eben nicht »für zwei« isst, sondern allenfalls 200 bis 400 Kalorien pro Tag mehr zu sich nimmt: in den ersten drei Monaten insgesamt 2300, im zweiten Drittel 2500, im letzten etwa 2600 Kalorien.

- Bei einer größeren Zahl von Müttern, heißt es, steigt das Übergewichtsrisiko allein schon deshalb, weil sie die tägliche Nahrungsmenge, die in den neun Monaten erhöht war (»jetzt bin ich schwanger, jetzt darf ich dick sein«), anschließend nicht wieder abbauen, sondern munter weiter konsumieren.
- Manche Frauen, die vor der Schwangerschaft durchaus sportlich waren und von Tennis bis Skilanglauf viele Gelegenheiten zu körperlichem Workout nutzten, vernachlässigen solche Aktivitäten nach der Geburt oft erheblich. Wer weiß, wie viel Fürsorge und Zuwendung ein Baby braucht, kann das gut nachvollziehen.

Ist die Essbremse erst einmal gefallen, wird es umso schwerer, sie neu in Gang zu setzen.

Mehrfach-Mütter haben es besonders schwer mit den Plus-Pfunden

- Nicht von ungefähr belegt eine neue Studie der Universität Greenwich in England: Am härtesten trifft es Frauen, die mehrere Kinder zur Welt bringen. Beim ersten Baby hält sich das nachgeburtliche Gewichtsproblem noch in den üblichen Grenzen, spätestens beim dritten oder vierten geht's mit den Plus-Pfunden dann aber massiv los. Die Leiterin der Greenwich-Untersuchung, Dr. Helen Harris, mutmaßt zu Recht, dass ein derartiger Kindersegen Mehrfach-Mütter mit Sicherheit daran hindert, auch nur einen Hauch von Sport oder Gymnastik zu betreiben. Zu wenig Zeit, das ist klar, vielleicht jedoch auch zu wenig Energie für solch »überflüssiges« Tun?
- Viele Neu-Mütter, behaupten vor allem Frauenärzte, nehmen sich und ihr eigenes Wohlbefinden in den ersten ein, zwei Jahren über die Maßen zurück und konzentrieren alles Denken und Handeln auf ihr Kind. Sie achten schlicht und einfach weniger als früher auf ihr Gewicht, auf ihr Äußeres, auf ihre persönliche Fitness – umso größer das Erschrecken, wenn sie dann irgendwann merken, dass sie dabei auf der Strecke zu bleiben drohen.

Vergessen Sie von Anfang an das Wort »Traumgewicht«

Der Ernährungswissenschaftler Professor Dr. Hans Konrad Biesalski kennt sich aus mit Müttern, die ihre alte Figur wiederhaben möchten oder sich gar nach einem Gewicht sehnen, das sie zwar nie hatten, aber gern hätten.

»Das Traumgewicht kann man auf Dauer sowieso kaum halten«, weiß Biesalski, realistisch sei allenfalls das »biologische Sollgewicht«.

Was er damit meint, erklärt der Ess-Experte folgendermaßen: »Überlegen Sie, welches Gewicht Sie einmal über lange Zeit (mindestens drei Jahre) problemlos gehalten haben. Dann kennen Sie Ihre genetische Gewichtsgrenze. Auf sie wird sich Ihr Körper bei normaler Ernährung immer wieder einpendeln.«

Ab Seite 23 ff. erfahren Sie, wie Ihnen der »Body-Mass-Index« zu Ihrem »So-mag-ich-mich-leiden-Gewicht« verhilft.

- Verblüffend, worauf Ernährungswissenschaftler immer wieder gern hinweisen: Oft ist vor allem jungen Müttern gar nicht klar, wie viele Kalorien sie quasi so ganz nebenbei kassieren; dann nämlich, wenn sie die energiereiche Babynahrung vorkosten, was mehrmals täglich geschieht und sich im Laufe der Zeit zu größeren Kalorienmengen addiert!
- Ein Punkt wird bei alledem oft vergessen: Dreiviertel aller älteren Gebärenden – das kann durchaus schon mit 30 anfangen – bringen allein deshalb ein bis zwei Kilo zusätzlich auf die Waage, weil sie, sorry, nun mal nicht mehr knackige Zwanzig sind. »Gewichtszunahme ist eine natürliche Begleiterscheinung des Älterwerdens«, heißt es lakonisch in den Studien.

Was die Polster an Po und Oberschenkel sollen? Sorry, genau dort wird Fett für die fabelhafte Muttermilch gebunkert

- Ganz im Geheimen schaltet der Körper in der Schwangerschaft auf ein Notprogramm um, das vor allem dem neuen Leben dienen soll. Um die Produktion wahrhaft nahrhafter Muttermilch sicherzustellen (und gleichzeitig für künftige Schwangerschaften vorzusorgen), hamstert er Fett in speziellen Depots an Po und Oberschenkel. Stimmt, das sind genau jene Problemzonen, über die man sich später so maßlos ärgert!
- Müttern über 35 macht allerdings auch noch eine andere Tatsache zu schaffen: Ihr Grundumsatz beginnt sich zu verändern. Vereinfacht ausgedrückt: Der Körper wertet die Nährstoffe mit den Jahren immer effektiver aus – er braucht weniger, um das Gewicht zu halten. Diese Stoffwechsel-Überraschung sorgt dann dafür, dass man unter Umständen zwar weniger als vor der Schwangerschaft isst und trinkt und trotzdem nicht ein Gramm abnimmt! Es sei denn, man ernährt sich nach dem »Snacking«-Prinzip in diesem Buch. Doch davon erfahren Sie später mehr.

Laut so genanntem statistischen Mittelwert aller Gebärenden beträgt der Bauchumfang kurz vor der Geburt 100 Zentimeter.

Im Prinzip weiß der Körper natürlich selbst, was jetzt gut tut. Aber warum soll man ihm nicht ein bisschen auf die Sprünge helfen?

In der ersten Woche nach der Geburt nehmen Sie etwa fünf Kilogramm ab. Ganz automatisch. Das hat in erster Linie mit den Wasserausscheidungen zu tun.

Ansonsten stellt sich der Organismus nur langsam um. Es dauert einfach seine Zeit, bis Haut und Muskeln der Bauchdecke die schier unglaubliche Dehnung verarbeitet haben. Wissen Sie noch, wie dick Ihr Bauch kurz vor der Entbindung war? Gut und gern 100 Zentimeter.

Dass dieser »Ballon« nun auf Normalmaß zusammenschrumpft und womöglich fast wieder aussieht wie vorher, grenzt an ein Wunder. Aber dieses Wunder geschieht jedes Jahr millionenfach.

Neun Monate wächst der Bauch, und neun Monate braucht er, um abzunehmen, haben unsere Großmütter gesagt, und so ähnlich sahen es unsere Mütter auch noch. Inzwischen weiß man, dass sich diese zweite Zeitspanne durchaus verkürzen lässt – unter günstigen Bedingungen, unter Zuhilfenahme neuer Ernährungs- und Fitness-Programme, aber eben auch unter Einsatz jener mentalen Kräfte, die wir alle besitzen, jedoch nur selten einsetzen.

»Die 280 Tage mit meinem heranreifenden Knirps im Bauch waren trotz gelegentlicher Unpässlichkeiten – auf gut Deutsch: mir war ziemlich oft ziemlich kotzübel – eine wundervolle Erfahrung«, berichtet Monika Schwärmer, 25, »und es hat mir wirklich nichts ausgemacht, lange Zeit in blöden Wallawalla-Klamotten herumzulaufen. Aber eines sage ich Ihnen: Die Geburt ist jetzt sechs Wochen her, und wenn ich nicht bald wieder in meine engen Jeans reinpasse, flippe ich zum ersten Mal aus!«

Monika Schwärmer wird noch ein paar Mal ausflippen müssen. Denn vier bis sechs Wochen dauert es mindestens, bis sich der Körper von den Belastungen selbst der unkompliziertesten Schwangerschaft und der leichtesten Entbindung einigermaßen erholt hat.

Die Gebärmutter, die nach der Geburt die Größe eines Basketballs aufwies und zwei bis drei Pfund schwer war, ist dann in etwa auf das Maß einer Birne geschrumpft und wiegt gerade mal 50 bis 70 Gramm.

Doch selbst wenn der Weg zurück zur alten Form strikt geradeaus verläuft: Viele Frauen berichten letztlich doch, dass sich ihr Körper insgesamt »verändert« hat, »irgendwie weicher« geworden ist.

Früher sprach man dann schlicht und ergreifend von der »mütterlichen Figur«.

In den ersten Wochen nach der Geburt nehmen Sie etwa fünf Kilogramm ab. Ganz automatisch.
Das hat in erster Linie mit den Wasserausscheidungen zu tun.

Rückbildung: Wo, bitte, sitzt der Beckenboden?

Sinn und Zweck der Übungen: den natürlichen Rückbildungsprozess des Körpers unterstützen und außerdem die Elastizität der Bauchdecke und des Beckenbodens steigern, um einer Gebärmuttersenkung vorzubeugen. Mit dem Beckenboden-Training darf man nicht vor dem vierten Tag nach der Entbindung starten. Warum? Erst dann sind mögliche Risse und Verletzungen an den Geburtswegen, den Schamlippen sowie der Scheide ausgeheilt, ganz zu schweigen von Problemen mit der Dammnaht. Beim Kaiserschnitt kann natürlich nur der behandelnde Arzt entscheiden, was wann möglich ist. Wenn es innerhalb der ersten vier Wochen irgendwo ziept: lieber aufhören und eine Pause einlegen.

Bleibt die Frage: Wie ist dieser Beckenboden eigentlich beschaffen und wo sitzt er genau? Er ist handtellergroß (und handtellerdick), besteht aus drei Muskellagen, die kreuz und quer verstrebt und zwischen Steiß- und Schambein und den Hüftgelenken aufgehängt sind. Überdies laufen in diesem Bereich alle Muskeln des unteren Rückens, der Beine und des Bauchs zusammen. Ein intakter, gut trainierter Beckenboden verhindert also nicht bloß eine Gebärmuttersenkung und Harn-Probleme, er garantiert auch perfekte Haltung, strafft das Gewebe!

Und so wird's gemacht: Setzen Sie sich in lockerer Haltung auf einen Stuhl, ertasten Sie mit den Händen die »Höcker« am Po – dazwischen lässt sich die Beckenboden-Muskulatur lokalisieren. Spannen Sie zunächst den hinteren Teil des Beckenbodens (um den Schließmuskel) an, dann den vorderen (um die Scheide). Mit einem Kissen zwischen den Beinen werden anschließend alle Muskeln abwechselnd angespannt und locker gelassen. Wichtig: bei der Anspannung ausatmen.

Fakt ist: Nimmt die Natur ihren üblichen Verlauf, ist der Bauch erst nach einigen Monaten von allein wieder so fest, dass Monika ihre Lieblings-Jeans tragen kann, ohne dass es dauernd drückt oder kneift – es sei denn, ihre Gene sind von vornherein auf ewige Schlankheit programmiert. Es gibt durchaus Frauen, die dieses Glück haben.

»Schlank auf Dauer, das ist kein Verdienst, sondern Veranlagung«

Es liegt an Ihren Genen, ob Sie ein guter Futterverwerter sind oder nicht.

Zum Beispiel Birgit Burmeister, die mit 38 Jahren ihre zweite Tochter zur Welt brachte (die erste kam, als sie 19 war): »Ich bin halt der umtriebige Typ, immer busy, ich rotiere vom Aufstehen bis zum Gute-Nacht-Kuss, Figurprobleme habe ich nie gekannt. Mit meinem Kampfgewicht von 60 Kilo ging ich in die Schwangerschaft, und genau die 60 Kilo standen einen Monat nach der Geburt wieder auf der Waage. Aber wissen Sie, was ich in der 38. Woche drauf hatte? 55 Pfund mehr! Kann man sich gar nicht vorstellen, nicht wahr? Doch in meiner Familie sind nun mal alle schlank, ich glaube, das ist kein Verdienst, das ist Veranlagung.«
Ein Extremfall, keine Frage. Bei den Paradebeispielen, die den Medien in diesem Zusammenhang unisono einfallen – Filmstars, Models, Pop-Prominenz – weiß man natürlich nicht, ob die schnelle Schlankheit nach der Geburt wirklich wie von selbst passiert oder Ergebnis eines gnadenlosen Kraftaktes ist. Derlei Herrschaften verfügen in der Regel über genügend Personal, um alle unangenehmen Pflichten zu delegieren und sich voll und ganz auf ihr neuerliches Body-Styling zu konzentrieren.
Trotzdem: bloß keinen Neid aufkommen lassen. Es bekommt der Haut, den Gefäßen, der hormonellen Umstellung, kurzum: dem gesamten Organismus oft viel besser, wenn die Rückbildung in einer angemessen mäßigen Gangart verläuft.
Aber was ist »mäßig« und wo fängt »unmäßig« an? Darüber erfahren Sie an späterer Stelle mehr.

Reden wir vom Stillen. Frage Nummer eins: Nimmt man dabei ab?

Theoretisch ja. Nicht von ungefähr verläuft das körpereigene Zurück-zur-Normalität-Programm praktisch zeitgleich mit der Still-Phase. Frauen, die ihrem Neugeborenen regelmäßig die Brust geben, wissen Bescheid: Stillen beschleunigt von vornherein das Zusammenziehen der Gebärmutter, und wenn sich die Milchproduktion optimal auf die individuellen Trinkbedürfnisse des Babys eingestellt hat – das ist meistens nach etwa sechs Wochen der Fall –, baut der Körper nach und nach seine dafür gehorteten Fettreserven ab. Beim Stillen regeln sich Angebot und Nachfrage wie in einer florierenden Wirtschaft ganz von allein: Je öfter das Kleine saugt, desto mehr Milch wird gebildet – die Fettpolster sinken dahin. Ein fabelhaftes Konzept der Natur.

Muttermilch ist die beste Medizin. Und schlau macht sie außerdem

Die Muttermilch mit ihren 150 verschiedenen Bestandteilen fördert das Wachstum Ihres Kindes und stärkt seine Abwehrkräfte. Keine andere Babynahrung kann sie hundertprozentig ersetzen, selbst wenn man davon ausgehen muss, dass Umwelteinflüsse die Qualität der Muttermilch beeinträchtigen. Gerade das zunehmende Allergie-Risiko – Heuschnupfen, Asthma, Hautausschläge – in betroffenen Familien kann durchs Stillen deutlich gesenkt werden.

Im Übrigen weisen neueste Studien noch etwas ganz anderes nach: Je länger ein Baby die Brust bekommt, desto schlauer wird es! Bestimmte Fettsäuren in der Muttermilch fördern die Entwicklung des Gehirns. Müßig zu betonen, dass die Zeit des Stillens für Mutter und Kind vor allem aber Phasen innigster Verbundenheit und Zärtlichkeit sind …

Ärgerlicherweise ist der Mensch, auch der weibliche, nicht vor unsinnigen Anfechtungen gefeit.

Eine Menge stillender Mütter werden mittendrin von regelrechten Heißhunger-Attacken befallen! Gerade Kalorienbomben wie zuckrige Süßigkeiten, die schnell ins Blut gehen, dienen dann als willkommene Extras. Nur: Keine Frau kann dagegen »anstillen«. Der tägliche Mehrbedarf während der Zeit des Brustgebens liegt bei etwa 500 Kalorien, und die sind mit Schokolade & Co. ganz fix weggenascht.

Und noch eine Still-Frage, die man nicht gern laut stellt: Habe ich hinterher automatisch einen Hängebusen?

Ganz ehrlich: Kaum eine frisch gebackene Mutter hat nach Ende der Stillzeit wieder eine ebenso mädchenhafte Figur wie vor Beginn der Schwangerschaft. Oft beschäftigt einen besonders das spätere Aussehen des Busens, vor allem dann, wenn man unbedingt stillen möchte, weil das dem Baby über alle Maßen gut tut.

Während der Schwangerschaft sind viele Frauen ausgesprochen stolz auf ihre Brüste. Selbst eher knabenhafte Wesen haben in der Endphase oft einen großen üppigen Busen, der nicht nur ihnen gefällt. »Mein Mann«, erzählt zum Beispiel Katja Kellner, die mit 31 Jahren Zwillinge gebar, »reagierte regelrecht fasziniert auf diese pralle Pracht! Dabei hatte er meine zierlichen Brüste vorher eigentlich immer viel schöner als die Donnerbusen à la Hollywood gefunden. Aber als unsere Zwillinge dann da waren und ich sie stillte, konnte sich der arme Kerl gar nicht genug dran satt sehen.« Wieso »armer Kerl«? »Oh Gott, im Laufe der Zeit begann meine Oberweite natürlich wieder ganz allmählich zu schwinden, und heute, nach dem Abstillen, ist von der ehemals opulenten Fülle rein gar nichts mehr zu finden. Ich glaube, mein Mann findet das sehr schade und leidet darunter ...«

Die Rückentwicklung vom milchprallen Dekolletee zur »Standardausführung« findet selbstverständlich auch statt, wenn man auf das Stillen verzichtet.

Nun verändert sich der Busen nach den neun Monaten der Schwangerschaft auf jeden Fall – bei Stillenden genauso wie bei jenen Müttern, die freiwillig oder notgedrungen aufs Brust geben verzichten. Seine spätere Form wird hauptsächlich während der Schwangerschaft vorbestimmt, und ob man's ganz lässt oder drei, besser noch sechs Monate stillt – Form und Festigkeit der Brüste entwickeln sich stets ganz individuell. Rein medizinisch gesehen ist ein kleiner und tiefer sitzender Busen nach der Milchperiode das Normalste der Welt. Der während der Schwangerschaft entfaltete Drüsenkörper in der Brust hat sich zurückgebildet, der Hautmantel darüber ist plötzlich zu weit, und die stützenden Fettreserven sind meistens auch verbraucht.

Bleibt der Busen schöner, wenn man ganz aufs Stillen verzichtet?

Frauen, die nicht stillen können oder wollen und auch nicht aufs Abpumpen umsteigen, müssen medikamentös behandelt werden. Dann versiegt die Milchproduktion innerhalb kürzester Zeit. Was allerdings keineswegs bedeutet, dass Ihr Busen nun wegen fehlender »Inanspruchnahme« garantiert formvollendet bleibt.

»Ich bekam auf einmal so komische Dellen«, gesteht Katja Kellner, »genau am früheren Ansatz meines Busens.« Dies Problem hat mit dem Brustmuskel zu tun, der nicht sonderlich ausgeprägt ist und sich auch nur bedingt wieder aufpäppeln lässt. Wenn Sie bei ausgestrecktem Ellbogen eine Faust ballen und mit der anderen Hand nach der Stelle gegenüber der Achselhöhle tasten: Dort, wo es sich fester anfühlt, sitzt dieser Muskel. Mehr über das gute Stück erfahren Sie in unserem Gymnastik-Schlank-Programm ab Seite 112. Dort sehen Sie, wie man dem Brustmuskel doch noch ein bisschen auf die Sprünge helfen kann.

Der Mensch braucht Ziele. Also: Was wollen Sie wiegen?

Nach dieser Fülle größtenteils ärgerlicher Hinweise – im Prinzip haben Sie bisher ja vornehmlich erfahren müssen, warum das Abnehmen nach der Schwangerschaft so problematisch ist – wird es langsam Zeit, die ganzen Erklärungen und Entschuldigungen einfach abzuhaken und voller Optimismus mit den Vorbereitungen für Ihr neues und ganz persönliches Schön-Schlank-Fit-Programm zu beginnen.
Zugegeben, es versöhnt durchaus mit dem eigenen Schicksal, wenn man sich klar machen kann: Hurra, den meisten anderen frisch gebackenen Müttern geht es figurmäßig überhaupt keinen Deut besser als mir! Doch auf Dauer ist das natürlich keine Lösung.
Also fangen wir an: Der erste Schritt auf Ihrem Weg zum »So-mag-ich-mich-Gewicht« bedeutet eine klare und vor allem realistische Zielvorgabe.

Der erste Schritt zum »So-mag-ich-mich-Gewicht« ist die Beantwortung der Frage: Was wollen, was können, was dürfen Sie wiegen?

Falls Sie den »Body-Mass-Index« nicht kennen – das ist die einzige seriöse Gewichtstabelle weit und breit

Noch bis vor wenigen Jahren wurden die verschiedensten Gewichtsformeln gehandelt. Erst kursierte da z. B. das »Idealgewicht«, bei dem selbst Beauty-Queens in Schwierigkeiten gerieten: Größe in Zentimetern minus 100, davon dann noch mal 15 Prozent runter.
Auch das darauf folgende »Normalgewicht« war nicht ohne: Körpergröße in Zentimetern abzüglich 100. Klang zwar schon besser, aber eher kleine Leute wurden dabei zu dick gerechnet; wer eher lang geraten war, schien nach dieser Formel zu dünn.
Danach folgte schließlich das moderate »Wohlfühlgewicht«: Erlaubt sind maximal zehn Prozent über oder unter dem Normalgewicht, je nach persönlicher Körpersituation. Eine 1,75 Meter große Frau kann danach zwischen 67,5 und 82,5 Kilogramm auf die Waage bringen.

»Körpergewicht in Kilogramm, geteilt durch das Quadrat der Körpergröße in Metern«

Wie es sich für eine seriöse Formel gehört, kann ein normaler Mensch damit nichts anfangen: Was Sie hier in der Überschrift lesen, ist die offizielle Beschreibung des »Body-Mass-Index« (BMI). Zum Glück lässt sich die Formel auch tabellarisch darstellen (vgl. Seite 142). Und siehe da: So ist der Umgang mit dem BMI kinderleicht.

Halten wir fest: Erst die inzwischen weltweite Einigung der namhaftesten Ernährungswissenschaftler auf den so genannten »Body-Mass-Index« (BMI) erlaubt eine wirklich präzise und persönlich stimmige Einschätzung, mit der man ohne Frage gut leben kann und die ich deshalb – siehe Seite 23 – als »So-mag-ich-mich-Gewicht« bezeichne.

Alles, was Sie brauchen, ist ein Lineal. Und den Mut zur Ehrlichkeit …

An der »Body-Mass-Index«-Tabelle auf Seite 142 können Sie zweierlei feststellen: erstens Ihren gewichtsmäßigen Augenblicks-Zustand (bitte nicht erschrecken). Gleichzeitig erkennen Sie aber auch, ab wie viel Kilogramm Sie demnächst wieder in die Normalgewicht-Zone Einzug halten werden – wichtig für die persönliche Zielvorgabe Ihres »So-mag-ich-mich-Gewichts«, die irgendwo zwischen dem BMI-Wert 20 und 25 angesiedelt ist. Klingt ein bisschen arg kompliziert?

Der Reihe nach: Links auf der Tabelle finden Sie die Größen-Messlatte (sie reicht offiziell von knapp 1,20 bis 2,05 Meter). Rechts ist die Gewichtstabelle platziert (ca. 30 bis 155 Kilogramm). In der Mitte liegt die BMI-Skala, auf die es letztlich ankommt.

Nehmen wir das Beispiel einer Frau, die nach der Schwangerschaft rund 80 Kilo wiegt, aber nur 1,60 Meter groß ist. Wir platzieren das Lineal links bei 160 und rechts bei 80, und siehe: In der BMI-Skala liegt ihr Gewicht genau bei 31, mithin auf der Grenze zwischen leichtem und starkem Übergewicht.
Um zu checken, wie viel Kilogramm diese Frau abnehmen muss, um wieder in die »Normalgewicht«-Zone zu rutschen, wird das Lineal links festgehalten (an der Körpergröße lässt sich schließlich nichts ändern) und rechts so weit nach unten bewegt, bis es die Grenze zum Normalgewicht-Feld erreicht: das ist bei 65 der Fall. Wir haben damit einen »Body-Mass-Index« von 25 – Frau X bringt also mindestens 15 Kilo zu viel auf die Waage!

Für Ihr »So-mag-ich-mich-Gewicht« gibt's einen gewissen Spielraum

Das System wirkt auch deshalb so sympathisch, weil es zusätzlich noch auf den weiblichen Jahrgang Rücksicht nimmt. Je älter Sie sind, desto höher nämlich darf Ihr optimaler BMI angesiedelt sein. Faustformel: Lebensjahrzehnt plus 2. Konkret: Als 20-Jährige liegt man mit einem BMI von 20 prima, eine 30-Jährige kann auf einen BMI von 22 stolz sein, und mit 40 ist der Index 24 große Klasse.
Trotzdem: Halten Sie sich nicht sklavisch an diese Vorgaben, denn innerhalb gewisser Toleranzen, die man auf einen Blick aus der Tabelle auf Seite 142 herauslesen kann, ist Ihr »So-mag-ich-mich-Gewicht« allemal in Ordnung! (Kleine böse Anmerkung am Rande: Überprüfen Sie bei Gelegenheit doch mal den »Body-Mass-Index« Ihres verehrten Gatten! Auch wenn die Tabelle hier speziell für die weibliche Menschheit ausgelegt ist, ab Indexwert 30 hat auch das andere Geschlecht ein echtes Übergewichtsproblem – und Ihr Mann kann sich kaum mit seiner letzten Schwangerschaft herausreden …)

Gut zu wissen:

Je älter Sie sind, desto höher darf ihr BMI sein. Die Faustformel lautet: Pro Lebensjahrzehnt plus 2.

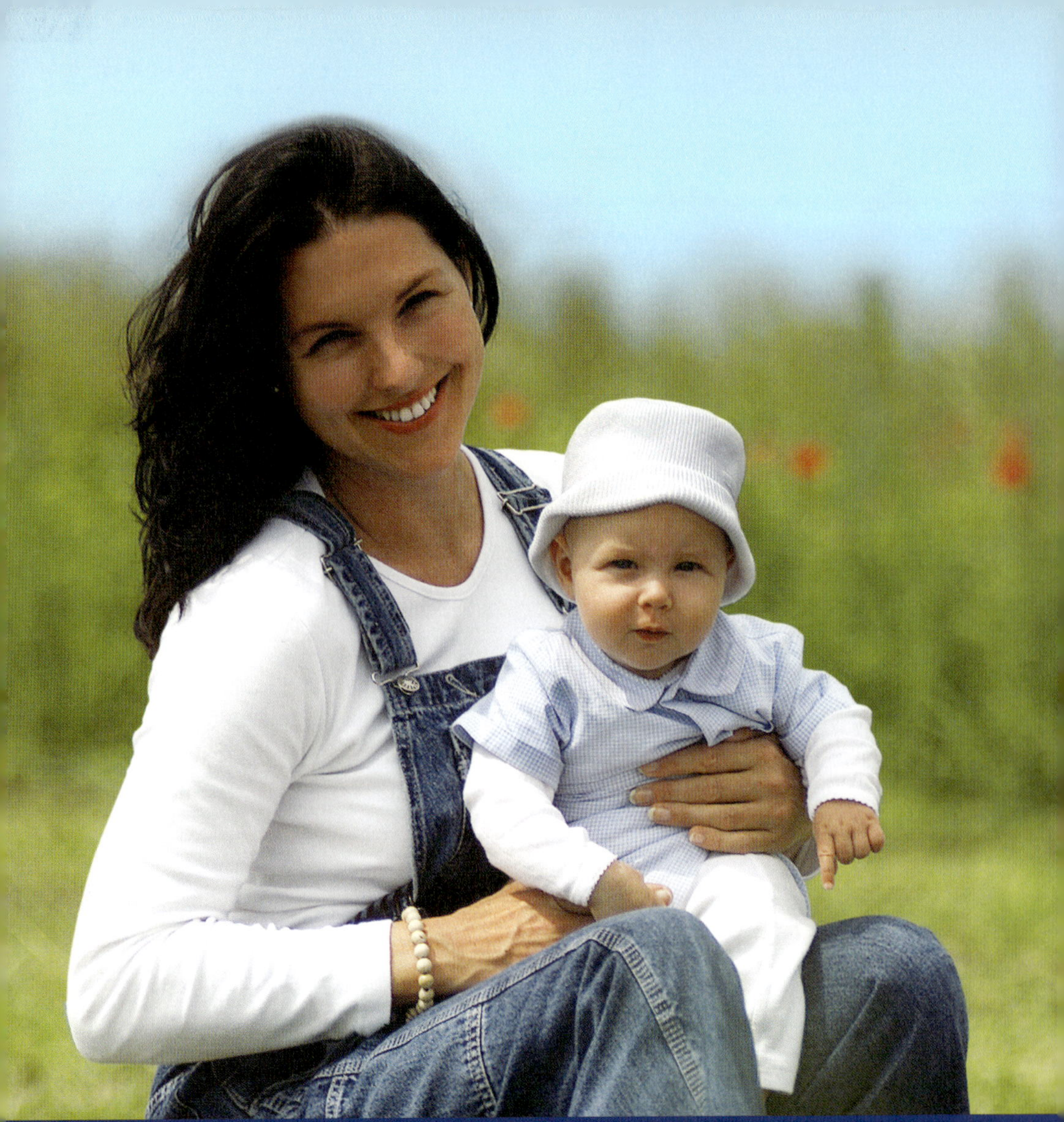

Die Snacking-Diät:
Mehr und öfter essen – und trotzdem schneller und gesünder abnehmen

Ein Witz? Kein Witz! Hier wurden faszinierende Diät-Erkenntnisse aus den USA und der Schweiz speziell für frisch gebackene Mütter weiterentwickelt: Es gibt bis zu sieben Mini-Mahlzeiten pro Tag – nicht unbedingt zu festen Zeiten, sondern am besten immer dann, wenn Ihr Baby frisch versorgt ist und gerade mal Ruhe herrscht.

Das ist äußerst praktisch. Und das ist noch viel mehr: die ideale Lösung, damit Ihr Körper laufend mit neuen Energien verwöhnt wird – Power, die man gerade im ersten Jahr nach der Geburt braucht, um den aufreibenden Rund-um-die-Uhr-Job bravourös zu meistern. So optimal dosiert, wie es mit den üblichen drei Mahlzeiten morgens, mittags, abends gar nicht möglich wäre.

Und dann haben wir da noch diesen fabelhaften »Nebeneffekt«: Beim Snacking-Programm nehmen Sie insgesamt mehr Kalorien zu sich als bei einer normalen Diät. Hunger wird zum Fremdwort – und dennoch specken Sie effektiver ab, als Sie sich's je haben träumen lassen.

Ein Wunder? Kein Wunder!

Fit statt fett: Die Formel, die Ihr Leben verändern kann

Stellen Sie sich vor, Sie spazieren durch Wald und Wiesen. Die Sonne scheint, alles ist unendlich friedlich. Kühe auf der Weide. Gänse am Dorfteich. Auf der Lichtung der nahen Schonung ein paar Rehe.

Idylle pur.

Nun überlegen Sie mal, was da nahrungstechnisch um Sie herum passiert. Die Fachleute nennen das »Grazing«. Frei übersetzt: »Grasen«. Die Kühe tun's auf der Weide, die Gänse tun's im Ententeich, die Rehe tun's auf der Lichtung. Sie halten keine Essenszeiten ein, sie grasen eigentlich dauernd vor sich hin. Hunger kommt da niemals auf. Hektik genauso wenig.

Wann fangen Sie mit dem Grasen an?

»Grazing« heißt übersetzt Grasen und bedeutet, über den ganzen Tag verteilt kleine Portionen zu sich zu nehmen.

Keine Angst: Einkaufen fürs Snacking brauchen Sie bloß einmal die Woche

Klar, dass man in den ersten Monaten nach der Schwangerschaft alles Mögliche hat, bloß keine freie Zeit. Denn eigentlich will man jede Minute dem süßen Wesen an seiner Seite widmen, und ganz ehrlich: das muss man auch. Also Thema Einkaufen: Die Snacking-Mini-Mahlzeiten bestehen am besten natürlich aus frischen Zutaten. Aber keine Neu-Mutter kann ständig hiervon 50 Gramm, davon 100 Gramm heranschaffen. Bleibt nur: Gut planen und dann halt einmal die Woche losziehen, den Kühlschrank füllen und einfrieren, was übrig bleibt.

Sieben kleine Portionen statt drei Mahlzeiten am Tag: Dieses Prinzip gibt Energie und fördert den Stoffwechsel.

Die neue »Grazing«-Formel aus Amerika besagt ganz simpel: Wer schlank, gesund und fit bleiben – oder werden – will und auch noch seinem Gehirn Gutes tun möchte, muss Schluss mit dem Drei-Mahlzeiten-Tag machen und auf viele kleine Portionen umsteigen – bis zu sieben Schlemm-dich-schlank-Snacks irgendwann zwischen morgens 7 und abends 22 Uhr. Darum ist die Rede vom Snacking-Programm.

Weil die meisten Menschen gern ein, wenn auch vages, Zeitgerüst haben möchten, gehen wir in diesem Buch von folgenden In-etwa-Snacking-Phasen aus: Nr. 1 zwischen 7 und 9 Uhr, Nr. 2 zwischen 10 und 11 Uhr, Nr. 3 zwischen 12 und 13.30 Uhr, Nr. 4 so gegen 15 Uhr, Nr. 5 von 17 bis etwa 17.30 Uhr, Nr. 6 zwischen 19 und 20 Uhr und Nr. 7 – das Betthupferl – um vielleicht 22 Uhr. Einverstanden?

Der Riesenvorteil: Diese Mini-Mahlzeiten schenken Ihnen laufend neue Power und bringen den Stoffwechsel wieder so richtig auf Touren. Was dabei letztlich herauskommt? Ganz einfach: Man fühlt sich endlich wieder fit statt fett, weil die überflüssigen Pfunde wie ein Schneemann in der Sonne dahinschmelzen.

Langes Herumhantieren in der Küche? Muss nicht sein

Beim Snacking-Programm wird nicht mehr großartig nach Rezepten gesucht und stundenlang gekocht. Erstens hat man als neu amtierende Mutter sowieso anderes zu erledigen, und zweitens bestehen die meisten Snacking-Portionen aus Obst, Gemüse, Eiern, Brot & Co. Aber nicht erschrecken: Ein bisschen Fleisch sowie kleine süße »Ausrutscher« gehören selbstverständlich auch ins Programm, selbst das gute alte »Betthupferl« möchte niemand wegrationalisieren.

Der Vorteil, wenn man nur kleine Portionen isst oder trinkt: Unser Magen wird niemals massiv belastet. Der Snacking-Mensch braucht also auch keine langen Verdauungspausen der üblichen Art. »Nach dem Essen sollst du ruhen oder 1000 Schritte tun« – beides klappt eh nicht, wenn Sohnemann oder Töchterchen mal wieder heulenden Unmut bekundet. Snacks verarbeitet der Magen im Handumdrehen, sozusagen nebenbei, und Sie ruhen sich dann aus, wenn es Ihnen passt, und nicht, wenn der Bauch dringend danach verlangt.

Die »Erfinder« des neuen Ess-Trends sind Computer-Leute

Weil sie stundenlang geistig fit bleiben müssen und schwere Mahlzeiten mit hohem Fettanteil schlaff machen, sind EDV-Spezialisten in den USA die ersten gewesen, die das Rezept unserer Urahnen (»immer gleich essen, wenn der kleine Hunger kommt«) neu »erfunden« haben. Inzwischen lässt sich auch wissenschaftlich erklären, was da abläuft: Gut 25 Prozent der gesamten Nahrungsenergie, die wir zu uns nehmen, werden von den 100 Milliarden Gehirnzellen benötigt – und zwar laufend. Stoppt die Zufuhr, schaltet es auf Spargang und gibt die Parole aus: »Wir sind müde!«

»... und was ist, wenn ich doch mal über die Stränge schlage?«

Schlagen Sie ruhig. Ein gelegentlich größeres Essen nach Feierabend, wie früher, so richtig gemütlich mit Freunden, fällt keineswegs unter die Rubrik »Todsünde«. Dann gibt es am nächsten Tag eben nur Gemüse. Verzehren Sie es ruhig auch in Maximengen, denn zunehmen werden Sie von dem knackigen Grün mit Sicherheit nicht. Natürlich nur, sofern sich das Dressing an die Spielregeln hält und kein Gramm Fett darin vorkommt.

Apropos Fett: Dass dieser Bestandteil unserer Nahrung der einzige ist, der dick macht, gilt als allgemein bekannte Tatsache. Eiweiß und Kohlenhydrate, die anderen wesentlichen Elemente, haben mit der Gewichtszunahme nichts zu tun.

Ihre Kurzversion sollte sein: »Tierische Fette reduzieren, die pflanzlichen bevorzugen.«

Aber Fett ist nicht gleich Fett – es kommt auf die Zusammensetzung an. Experten sagen: Unser Nahrungsfett sollte »zu je einem Drittel aus gesättigten, einfach ungesättigten und mehrfach ungesättigten Fettsäuren« bestehen. Das sollten Sie sich als Warnschild übers Bett hängen ...

Fett macht fett. Aber wen interessiert das beim Snacking?

Im Lexikon steht: »Gesättigte Fettsäuren im Übermaß erhöhen den Cholesterinspiegel. Sie sind besonders in tierischen Fetten, aber nicht in Fisch, sowie in gehärteten pflanzlichen Fetten (Plattenfett) enthalten.« Bei den einfach ungesättigten Fettsäuren heißt es in der Regel: »Neueren Untersuchungen zufolge können sie das (ungesunde) LDL-Cholesterin im Blut abbauen. Enthalten z. B. in – möglichst kaltgepresstem – Olivenöl.« Und über die mehrfach ungesättigten Fettsäuren steht zu lesen: »Können vom Körper selbst nicht produziert werden. Senken den Cholesterinspiegel, schützen Herz und Gefäße. Vor allem in Pflanzenöl und Fisch enthalten.«

Kann der Partner einfach mitsnacken?

Natürlich kann er. Er wird es sogar selbst wollen, sobald er merkt, wie großartig diese Sich-satt-essen-und-trotzdem-abnehmen-Diät bei Ihnen funktioniert. Und selbst wenn der Partner gar kein Gewichtsproblem hat, dürfte ihn die supergesunde und energiereiche Art des »Grasens« faszinieren. Er braucht dann ja nur eine Mini-Mahlzeit zusätzlich zu sich zu nehmen oder die eine oder andere Portion aufzustocken.

Alles ziemlich mühsam zu merken. Wer schlank werden und bleiben will, kommt zum Glück auch mit der Kurzversion aus: »Tierische Fette reduzieren, die pflanzlichen Fette bevorzugen.«
Doch selbst diese Worte können Sie getrost vergessen, wenn jetzt Snacking angesagt ist – da läuft die optimale Fettdosierung quasi automatisch mit. Und außerdem gibt es jetzt MCT – siehe Seite 35.

Klären wir endlich, wie das überhaupt geht: Mehr und öfter essen – und zugleich weniger wiegen!

Die Erkenntnis, dass dem tatsächlich so ist, verdanken wir einem der angesehensten Schweizer Wissenschaftler: Professor Dr. J. C. Somogyi von der Universität Zürich. Er hat nicht einfach eine neue Ernährungs-Theorie aufgestellt, er hat akribisch geforscht – zunächst bei Tieren, dann beim Menschen. Erst als sich herausstellte, dass die Ergebnisse im Prinzip nicht nur identisch, sondern für den Menschen sogar noch positiver sind, ging er damit an die Öffentlichkeit. Und die ist absolut begeistert.
»Bei den Tierversuchen«, berichtet Professor Somogyi, »konnten wir eindeutig nachweisen: Durch die zeitliche Verteilung der Nahrungs-

aufnahme werden verschiedene Stoffwechselvorgänge beeinflusst.« Konkret: Gibt man den Tieren ihr Futter in größeren Mengen und längeren Zeitabständen, wird es sofort in Körperfett umgewandelt – die lieben Viecherl werden dick. Verteilt man die gleiche Nahrungsmenge dann aber auf sechs oder sieben Mahlzeiten pro Tag, nehmen die Tiere nicht zu, im Gegenteil: Sie verlieren Pfunde.

Wenn Sie wollen, dass Ihr Baby später als Erwachsener keine Gewichtsprobleme kennt …

… dann sollten Sie jetzt schon beim Stillen oder Füttern das Richtige tun! Zahlreiche Untersuchungen zeigen: Gerade die Ernährung im Säuglingsalter stellt die Weichen für Übergewicht oder gar Fettsucht in späteren Jahren. Mütter, die es mit ihren Kleinen zu gut meinen und sie regelrecht überfüttern – dass dies arg- und ahnungslos geschieht, wird niemand bezweifeln –, dürfen sich nicht wundern, wenn das in 30 oder 40 Jahren klassische Diät-Kandidaten sind. Der Grund: Bereits in den ersten sechs bis zwölf Lebensmonaten eines Babys werden Zahl und Größe der Fettzellen für den Rest des Lebens angelegt!

Was haben Ihre Pfunde mit Schweizer Lokomotivführern zu tun?

Nach den Tierversuchen nahm sich Professor Somogyi gestandene Männer vor. »89 gesunde Lokomotivführer im Alter zwischen 30 und 50 Jahren«, verrät er. Üblicherweise reichen für einen Erwachsenen mit leichter Bürotätigkeit oder Hausarbeit 2200 bis 2400 Kalorien pro Tag, um das Gewicht zu halten. Die Lokomotivführer aber konsumierten wesentlich mehr: Der Job im Führerstand scheint offensichtlich ziemlich kräftezehrend zu sein.

Somogyi bildete drei Testgruppen. In der ersten aß jedermann drei bis vier Mahlzeiten mit insgesamt 3580 Kalorien am Tag, in der zweiten gab's vier bis fünf Mahlzeiten mit zusammen 3960 Kalorien pro Person, in der dritten fünf bis sechs Mahlzeiten, die sich auf jeweils 4381 Kalorien summierten.

Können Sie sich vorstellen, dass am Ende der Versuchsreihe die Testpersonen der Gruppe III – die mit den meisten Mahlzeiten und der höchsten Kalorienzahl – im Durchschnitt elf Pfund weniger wogen als ihre Kollegen aus der Gruppe I, die ja im Vergleich zu Gruppe III täglich 800 Kalorien weniger zu sich genommen hatten?

Tests haben ergeben: Wenn man fünf bis sechs Mahlzeiten pro Tag zu sich nimmt, kann man mehr essen und nimmt trotzdem ab.

Und noch ein typischer Fall aus dieser Untersuchung

Der Mann war 1,65 Meter klein und 93,5 Kilogramm schwer – klarer Fall von massivem Übergewicht. Er wurde für eineinhalb Monate auf 1200 Kalorien pro Tag gesetzt, es gab die üblichen drei Hauptmahlzeiten und sonst nichts. Trotzdem nahm dieser Mann kein bisschen ab. Anschließend bekam das arme Opfer bei gleicher Kalorienzahl sieben Mini-Mahlzeiten pro Tag serviert. Ob Sie es glauben oder nicht: Diesmal sank sein Gewicht prompt von 93,5 auf 85 Kilo!

Beispiel Nr. 3: Die Frau, die 16 Pfund verlor, ohne ein Gramm weniger zu sich zu nehmen

Bei einer traditionellen Ernährungsweise brachte die weibliche und 1,70 Meter große Testperson, von der berichtet wird, 73 Kilogramm auf die Waage. Damit kann man gut leben – nach dem Body-Mass-Index ist das ein durchaus akzeptables Normalgewicht. Trotzdem wurde auch diese Frau auf sieben entsprechend kleine Portionen umgepolt. Der Effekt ließ auch tatsächlich nicht auf sich warten: Knapp zwei Monaten später wog sie nur noch 65 Kilo.

Des Rätsels Lösung: Ein Geheimnis, das gar keines ist

Ersparen wir uns all die ernährungsphysiologischen Detaildeutungen, die von Professor Somogyi und sämtlichen anderen Experten, die dem Geheimnis auf der Spur sind, fortwährend neu und immer noch ein bisschen fachchinesischer in Umlauf gebracht werden. Letztlich kann es einem wirklich egal sein, warum das Prinzip funktioniert – wichtig ist nur, dass es funktioniert.

Für den interessierten Laien lässt sich folgendes Fazit ziehen: Bei häufigerer Nahrungsaufnahme wird der Stoffwechsel im Körper erhöht – was zur Folge hat, dass er bei gleicher Arbeit mehr Kalorien verbraucht! Das ist alles. Und das ist wunderbar, denn zum ersten Mal ist Abnehmen nicht mehr mit Entbehrungen und dem leidigen Jo-Jo-Effekt verbunden, der da besagt: Kaum bringt man eine Diät hinter sich und fängt wieder »normal« an zu essen, sind die Pfunde im Handumdrehen wie von Zauberhand zurück. Wenn sie nicht sogar weitere Pfunde im Schlepptau haben …

Fragen Sie Ihren Arzt oder Apotheker …

Jede Diät, jede Neuorientierung der Essensgewohnheiten bedeutet für den Körper eine Umstellung – auch wenn sie ausschließlich Positives bewirkt.

Bevor Sie mit unserem Snacking-Programm beginnen, sollten Sie aus diesem Grund unbedingt Ihren Arzt darüber informieren. Durch die ständige medizinische Überwachung während der Schwangerschaft, der Geburt und der ersten Zeit danach kennt er Ihr Befinden natürlich aus dem Effeff. Es bereitet ihm – und Ihnen – also nicht die geringste Mühe, gemeinsam festzulegen, ab wann und wie lange Sie sich ans Abspecken machen.

Das kleine Wunder namens MCT

An dieser Stelle folgender »Geheim«-Tipp: Es gibt seit kurzem eine Margarine (auch Speiseöl) aus dem Reformhaus, bei der das Kürzel »MCT« auf der Packung steht – keiner kann sich was drunter vorstellen, oder kennen Sie »medium chain triglycerides«? Die Rede ist von sogenannten »mittelkettigen Fettsäuren«, die im Unterschied zu den üblichen »langkettigen Fettsäuren« in der Standard-Margarine für jeden, der mit den Pfunden kämpft, wahre Glücksbringer sein können. Denn: Die MCTs werden nicht vom Körper gespeichert, sondern »vernaschen« ihrerseits überflüssige andere Fette und steigern gleichzeitig unseren Energieumsatz um bis zu zehn Prozent!

Ein echter Glücksbringer ist MCT-Fett, das seit kurzem auf dem Markt ist. Sie bekommen es in Form von Speiseöl oder Margarine zu kaufen.

Zu verdanken haben wir diese Erkenntnis Studien an der Karls-Universität in Prag, in Auftrag gegeben vom Deutschen Institut für Ernährungsmedizin und Diätetik. Vorher wurden die MCT-Fette nur bei reiner Krankenkost eingesetzt – dass sie solche Schlankmacher sind, war selbst Experten bis dahin nicht klar.

Umgerechnet auf das normale Essverhalten bedeutet das: Tauscht man einen größeren Teil der normalen Fette durch MCT-Fette aus, hat das pro Monat den gleichen Effekt, als würde man zwei bis drei Tage Total-Fasten veranstalten, also null Kalorien zu sich nehmen!

Die MCT-Margarine, basierend auf Kokosfett und Palmenkernöl, schmeckt wie jede andere Margarine und ist – keine Sorge – absolut gesund. Sie wird von Firmen wie Basis oder Union Deutsche Lebensmittelwerke angeboten, kostet allerdings deutlich mehr als alle anderen Margarinesorten.

Einfach mal ausprobieren? Wenn ja, lassen Sie's gemütlich angehen. Unser Stoffwechsel muss sich ans »mittelkettige« erst gewöhnen. Morgens zum Frühstück 10 bis 20 Gramm, das reicht zunächst. Nach ein paar Tagen steigert man den Verbrauch allmählich, bis schließlich die gleichen Menge an MCT über den Tag verbraucht wird wie vorher normale Margarine oder Butter. Der Effekt wird nicht auf sich warten lassen ...

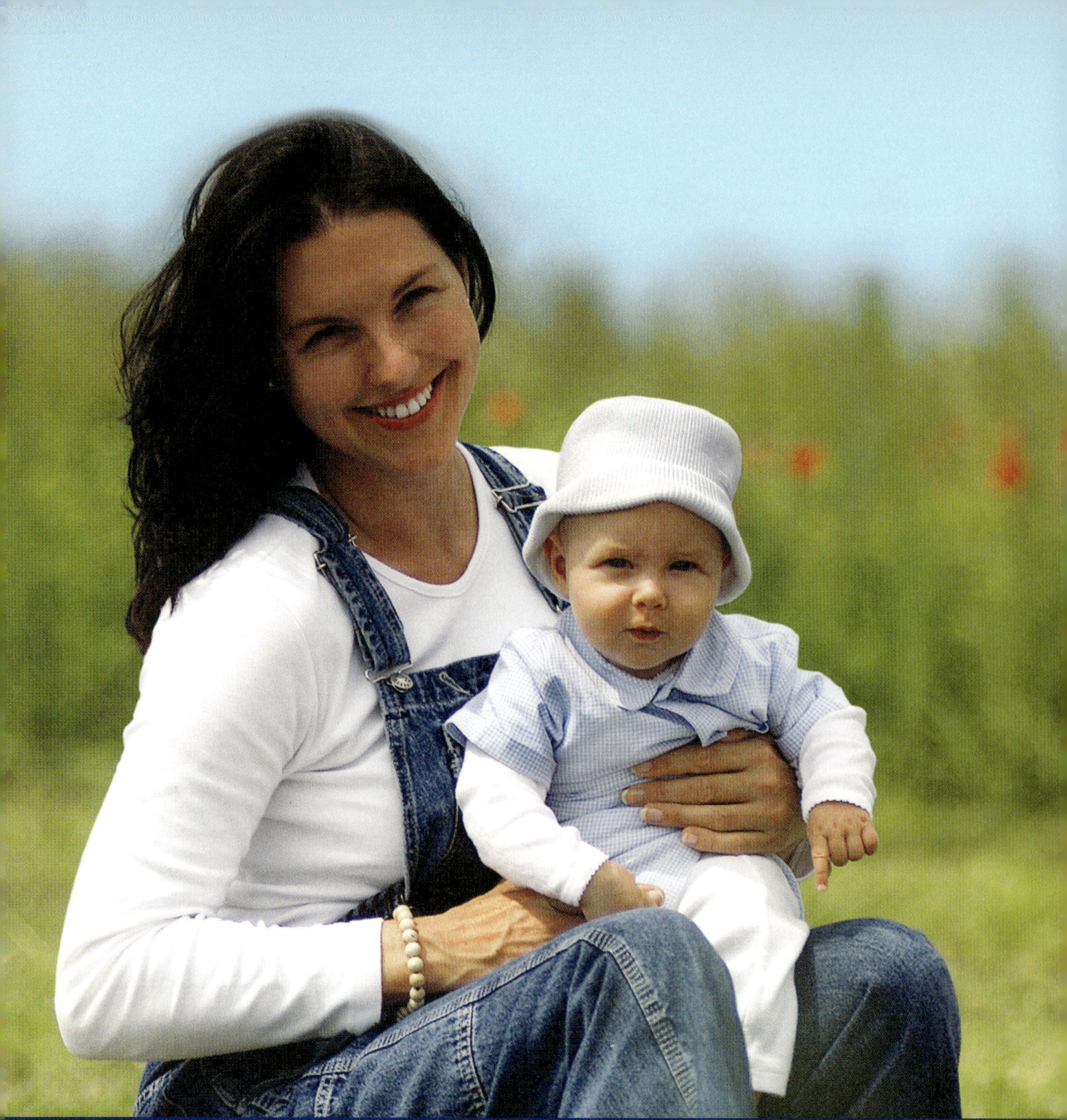

Die Snacking-Diät: Sieben »Baby-Pausen« pro Tag. Hunger gibt's nicht. Dafür Power und eine gute Figur

Fassen wir zusammen: Das Sensationelle an der neuen Snacking-Diät ist nicht nur der Abspeck-Effekt, die Vielfalt der Genüsse, die Einfachheit der Zubereitung und der Energieschub, den Sie sehr schnell spüren werden. Es gibt noch eine andere frohe Botschaft:

Über Kalorien wird ab sofort nicht mehr geredet

Nur so viel: Die Snacking-Diät kommt mit 1400 bis 1500 Kalorien pro Tag aus. Wie viele Kalorien jede der sieben Snack-Einheiten im Detail hat – ich nenne diese Mini-Mahlzeiten übrigens ab sofort augenzwinkernd »Baby-Pausen«, weil sich der jeweilige Zeitpunkt ja möglichst nach dem ganz persönlichen Wach-, Schlaf- oder Spiel-Rhythmus Ihres Kindes richten sollte – muss Sie gar nicht weiter interessieren.

Die eine Snack-Einheit hat mehr, die andere weniger, basta. Wichtig ist allein die tägliche Gesamtmenge. Wo steht denn geschrieben, dass der Mensch einen Taschenrechner braucht, um seine gute Figur (wieder-) zu finden?

Ab der nächsten Seite lernen Sie nun die Snacking-Einheiten im Einzelnen kennen. Zum Teil mit Fotos, denkbare Alternativen werden textlich erläutert.

Einzige Faustregel: Die Abstände zwischen den Baby-Pausen sollten, wie gesagt, etwa zwei bis dreieinhalb Stunden betragen, dann klappt das ganze Programm am besten.

Und nicht vergessen: Viel trinken! Zwei bis drei Liter Mineralwasser am Tag sind optimal.

Die Rezepte sind übrigens stets für eine Person berechnet – für Sie.

Und weil Sie sehr schnell merken werden, wie das Grundprinzip bei all diesen Rezepten funktioniert, werden Sie vielleicht genauso schnell auf die Idee kommen, sich weitere eigene Mini-Mahlzeiten auszudenken. Lieber nicht? Doch – auf jeden Fall! Ab Seite 66 erfahren Sie mehr darüber. Aber hier erst einmal die versprochenen Rezepte:

»Essen und Trinken gehören zu den drei schönsten Dingen im Leben.«
(Dr. Desgenettes)

Baby-Pause Nr. 1

Vorschlag: Zum Beispiel zwischen 7 und 9 Uhr – das Früh-Frühstück. Dazu trinken Sie, was Sie lieber mögen: Kaffee oder schwarzen Tee.

Die Kiwi ist eine echte Vitamin-C-Bombe. Und dass sie auch noch die Verdauung fördert, ist ein netter Nebeneffekt.

Obstsalat

½ Mango
1 Kiwi
½ Banane
1 TL Crème fraîche
1 EL Zitronensaft
1 TL Mandelblättchen

- Einfach Mango, Kiwi und Banane kleinschneiden. Dann verrühren Sie Crème fraîche und den Zitronensaft und mischen es unter das Obst.
- Mandelblättchen darübergestreut, fertig.

Erdbeer-Müsli

200 Gramm Erdbeeren
1 Becher Magerjogurt
40 Gramm Müslimischung

- Waschen Sie die Erdbeeren und schneiden Sie sie klein.
- Dann geben Sie den Magerjogurt und die Müslimischung darüber und verrühren das Ganze ein bisschen.

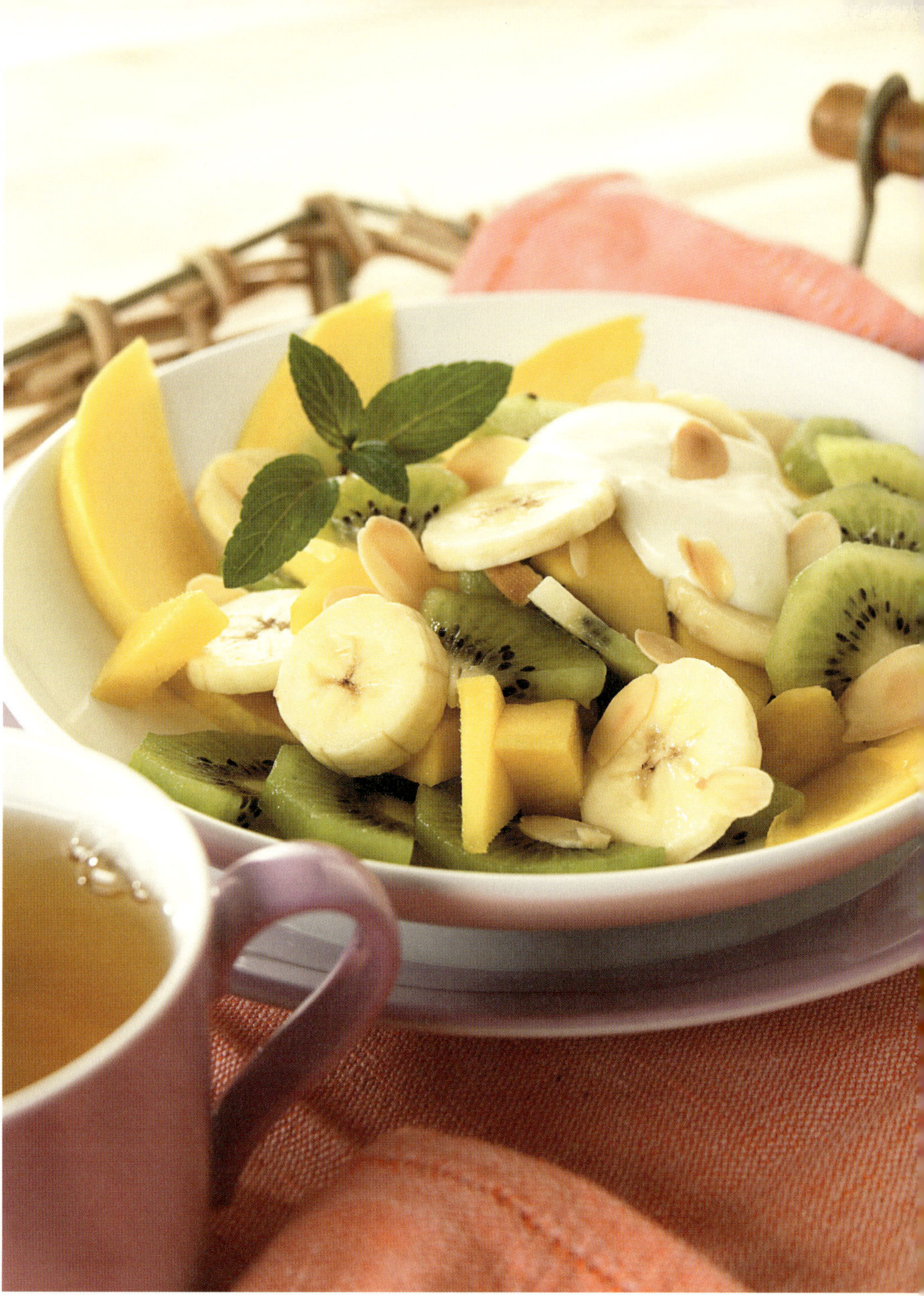

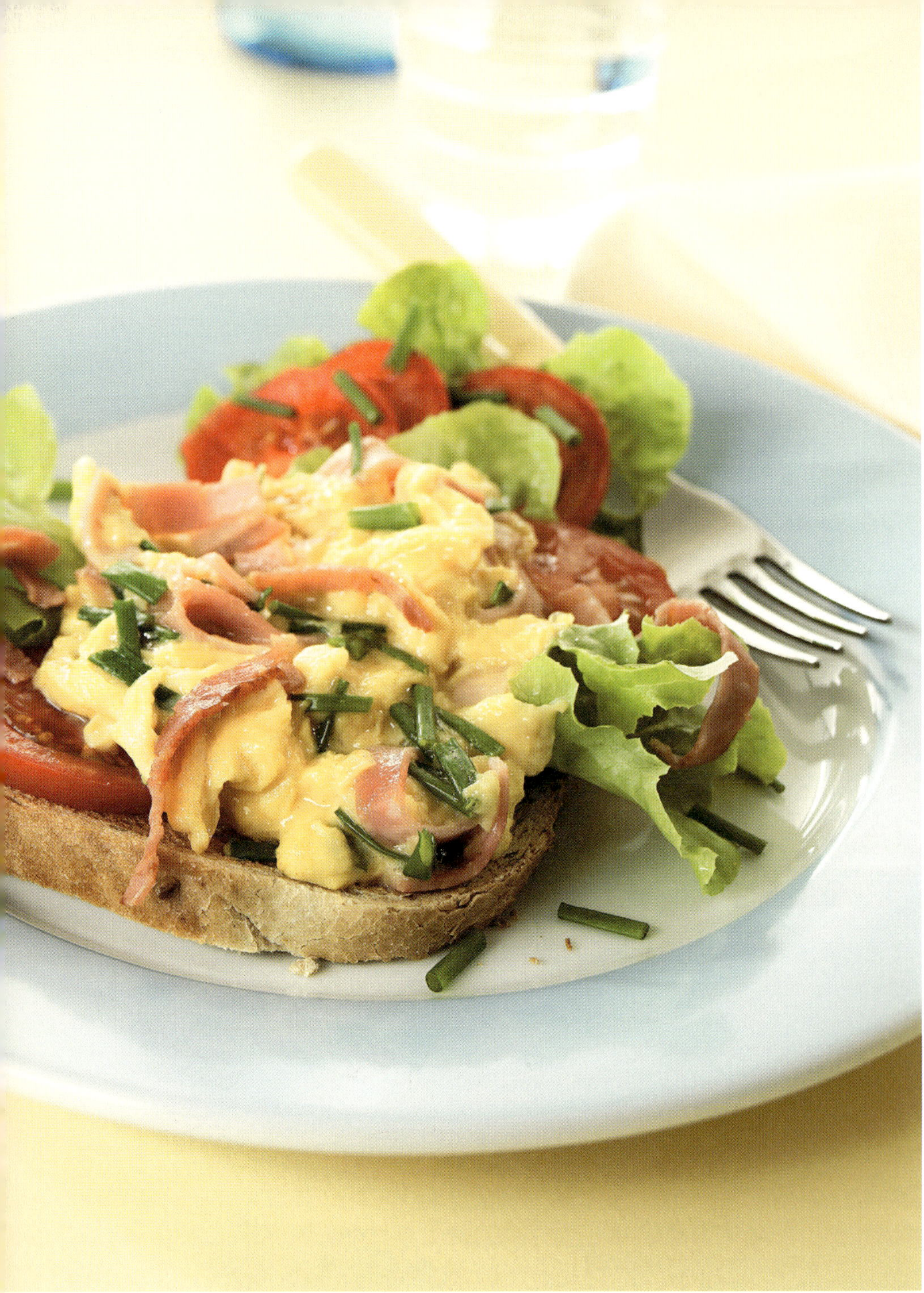

Quarkbrötchen und Mandarine

1 Vollkornbrötchen
1 TL Halbfett-Butter oder -Margarine (evtl. MCT)
2 EL Cremequark
2 TL Orangenmarmelade
125 Gramm Gurkenscheiben
½ Beet Kresse
1 Mandarine

- Sie halbieren Vollkornbrötchen, beide Hälften erhalten einen Belag aus Halbfett-Butter oder -Margarine und ein wenig Cremequark.
- Auf die eine Hälfte geben Sie Orangenmarmelade, die andere wird mit Gurke und Kresse belegt. Als Ergänzung ist Mandarine erlaubt.

Rührei auf Toast

1 Scheibe Vollkorntoast
2 Salatblätter
½ Bund Schnittlauchröllchen
1 Scheibe Schinken
1 TL Butter
1 Ei
1 Tomate

- Belegen Sie den Vollkorntoast mit den Salatblättern.
- Dann werden Ei, Schnittlauchröllchen und Schinken verrührt, in Butter gebraten und auf das Toastbrot gegeben. Dazu gibt es eine Tomate.

Wie lange ist ein Ei frisch?

Wenn Sie ein frisches Ei in ein Gefäß mit Wasser legen, bleibt es flach auf dem Boden liegen. Das ältere Ei hingegen stellt sich auf, oder es fängt sogar an zu schwimmen.

Lachsschinkenbrot

1 Scheibe Vollkornbrot
1 TL Halbfett-Butter oder -Margarine (evtl. MCT)
50 Gramm Lachsschinken
½ Bund Radieschen
100 ml Orangensaft

- Bestreichen Sie das Vollkornbrot mit der Halbfett-Butter oder -Margarine. Darauf kommen Lachsschinken und Radieschen.
- Orangensaft komplettiert diese Frühstücksvariante.

Käse-Baguette

1 Baguette-Brötchen
1 TL Halbfett-Butter oder -Margarine (evtl. MCT)
2 Salatblätter
30 Gramm Schnittkäse
1 Tomate, in Scheiben geschnitten
½ Bund Schnittlauchröllchen

- Halbieren Sie das Baguette-Brötchen und bestreichen es mit der Halbfett-Butter oder -Magarine.
- Darauf kommen die Salatblätter, auf die Sie den Schnittkäse legen.
- Den Abschluss bilden Tomate und Schnittlauchröllchen.

Die rosa Grapefruit ist nicht nur milder als die gelbe, sondern schützt uns auch stärker vor Arterienverstopfung.

Salamibrot plus rosa Grapefruit

1 Scheibe Vollkornbrot
1 TL Halbfett-Butter oder -Margarine (evtl. MCT)
½ rosa Grapefruit
30 Gramm kalorienreduzierte Salamiwurst
2 Salatblätter zum garnieren

- Das Vollkornbrot wird mit Halbfett-Butter oder -Margarine bestrichen und mit Salatblättern garniert. Die kalorienreduzierte Salamiwurst landet obendrauf.
- Dazu gibt es Grapefruit. (Sie wissen schon: die Rosa-Version schmeckt kein bisschen streng.)

Baby-Pause Nr. 2

Vorschlag: Irgendwann zwischen 10 und 11 Uhr – als Frühstücks-Plus. Nur eine Kleinigkeit, die jetzt aber herzlich willkommen ist.

Tomaten-Brötchen

1 Vollkornbrötchen
1 TL Butter oder Margarine (evtl. MCT)
1 Tomate
Basilikumblätter

- In Sekunden gemacht: Das Vollkornbrötchen kriegt einen Belag aus Butter oder MCT-Margarine.
- Darauf kommen die Scheiben von einer Tomate.
- Zur Deko und als Geschmacksabrundung gibt's Basilikumblätter.

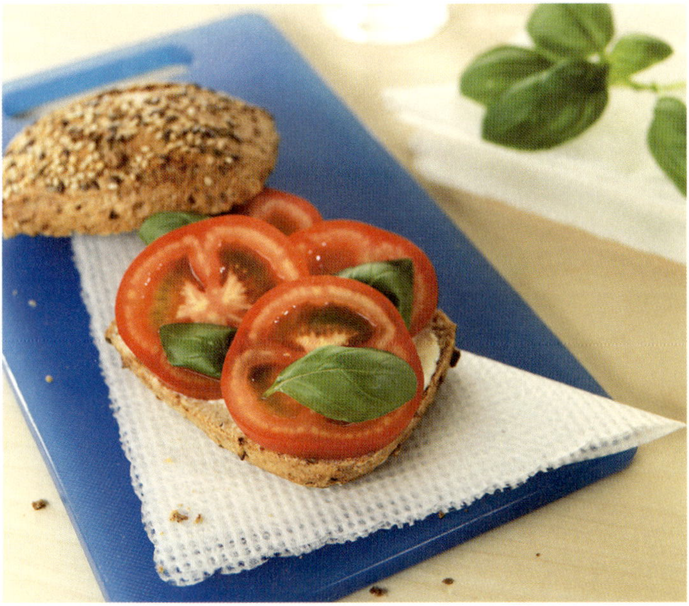

Marmeladen-Toast

1 Scheibe Vollkorntoast
1 EL Quark
2 TL Ihrer Lieblings-Marmelade

- Schnell mal eine Scheibe Vollkorntoast mit etwas Quark bestreichen. Darüber kommt Ihre Lieblingsmarmelade.

Wussten Sie schon, dass Schnittlauch die Stimmbänder geschmeidig hält? Außerdem wirkt er innerlich desinfizierend, harntreibend und fördert die Verdauung.

Radieschen-Quark mit Salat

150 Gramm Cremequark (0,2 Prozent Fett)
1 EL Crème fraîche
Salz und Pfeffer
1 Bund Radieschen
1 Bund Schnittlauch
Blattsalat
evtl. 1 Vollkornbrötchen

- Den Cremequark mit der Crème fraîche und ein wenig Salz und Pfeffer verrühren.
- Die Radieschen waschen, putzen und kleinschneiden. Schnittlauch in Röllchen schneiden. Dann beides unter den Quark rühren und auf Blattsalat anrichten.
- Das Vollkornbrötchen kann, muss aber nicht sein.

Weitere Alternativen

- 2 Scheiben Knäckebrot mit 100 Gramm Kräuterquark drauf
- 1 Scheibe Vollkornbrot, bestrichen mit Butter oder Margarine. Ein paar Schnittlauchschnipsel drüber. Dazu essen Sie 1 Möhre
- 1 kleine Laugenbrezel
- 1 Scheibe Brot bestrichen mit Butter oder Margarine und 1 TL Honig
- 1 Scheibe Pumpernickel plus 1 Scheibe Scheiblettenkäse
- 1 Frucht-Jogurt oder 1 Stück Melone
- 1 Schälchen Haferflocken, diese mit Frucht-Buttermilch verrührt

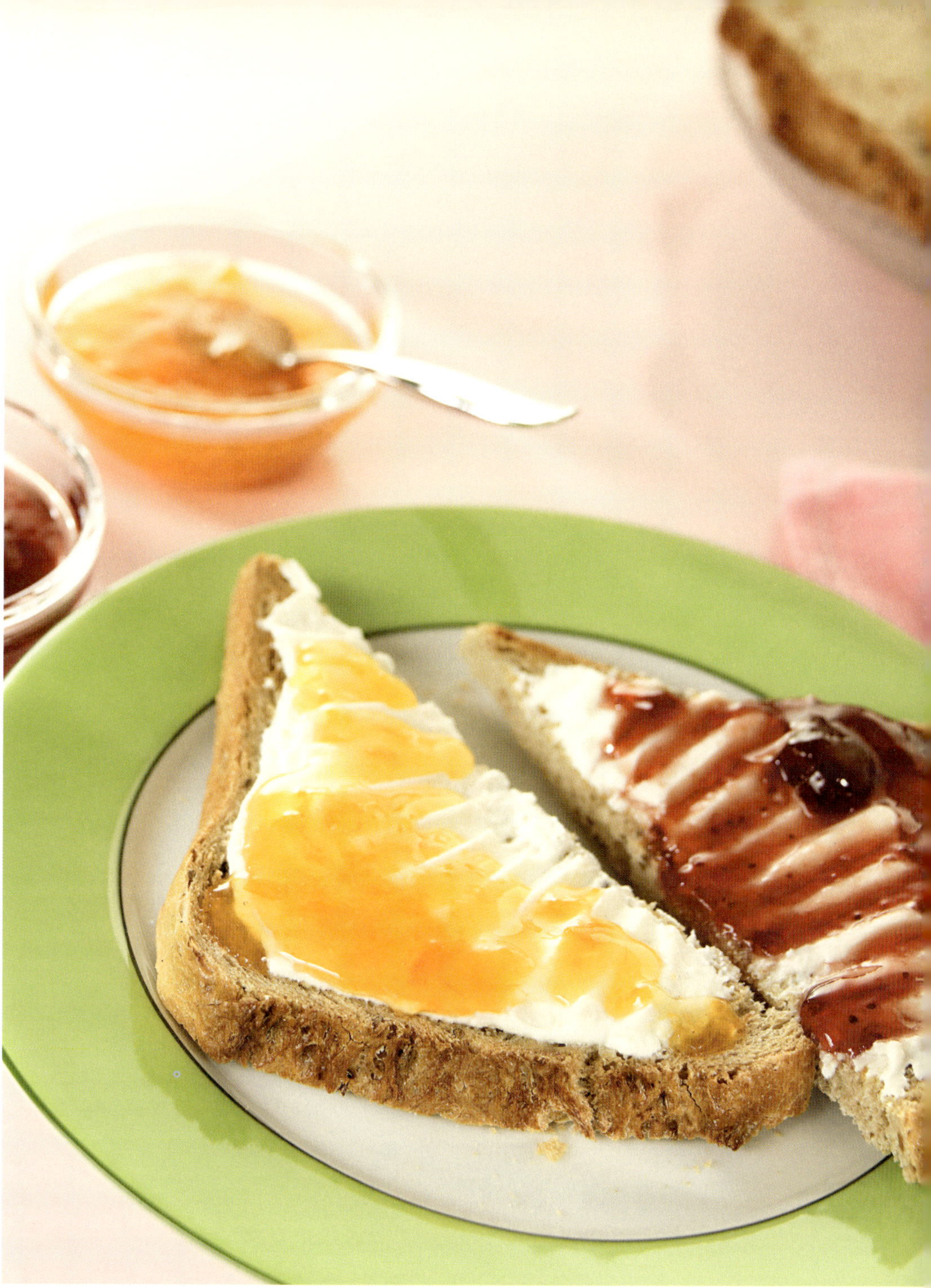

Baby-Pause Nr. 3

Vorschlag: So zwischen 12 und 13.30 Uhr – Ihr Mittagessen. Die Küche bleibt kalt. Sie wollen ja vielleicht ein Schläfchen machen.

Champignon-Salat

100 Gramm Champignons
200 Gramm Zucchini
50 Gramm in Scheiben geschnittener Kochschinken
½ Bund gehackte Petersilie
einige Salatblätter
3 EL Crème-fraîche-Fertig-Dressing

- Zunächst die Champignons und die Zucchini putzen und in Scheiben schneiden.
- Das Ganze wird anschließend mit in Scheiben geschnittenem Kochschinken und klein gehackter Petersilie gemischt und durch einige Salatblätter ergänzt.
- Dann geben Sie noch etwas Crème-fraîche-Fertig-Dressing darüber.

Avocado – »die Butter vom Baum« – hat zwar bis zu 30 Prozent Fett, diese enthält aber keine Spur von Cholesterin.

Avocado-Putenbrust-Salat

½ Avocado
½ Gurke
50 Gramm Blattsalat
3 EL Wasser
1 Tüte Fertigsaucenmischung für gemischten Salat
50 Gramm geräucherter Putenbrust-Aufschnitt

- Die Avocado schälen und in Scheiben schneiden. Die Gurke und den Blattsalat putzen, klein schneiden, alles mischen.
- Die Fertigsaucenmischung für gemischten Salat mit etwas Wasser verrühren und über den Salat verteilen.
- Das i-Tüpfelchen: geräucherter Putenbrust-Aufschnitt obendrüber.

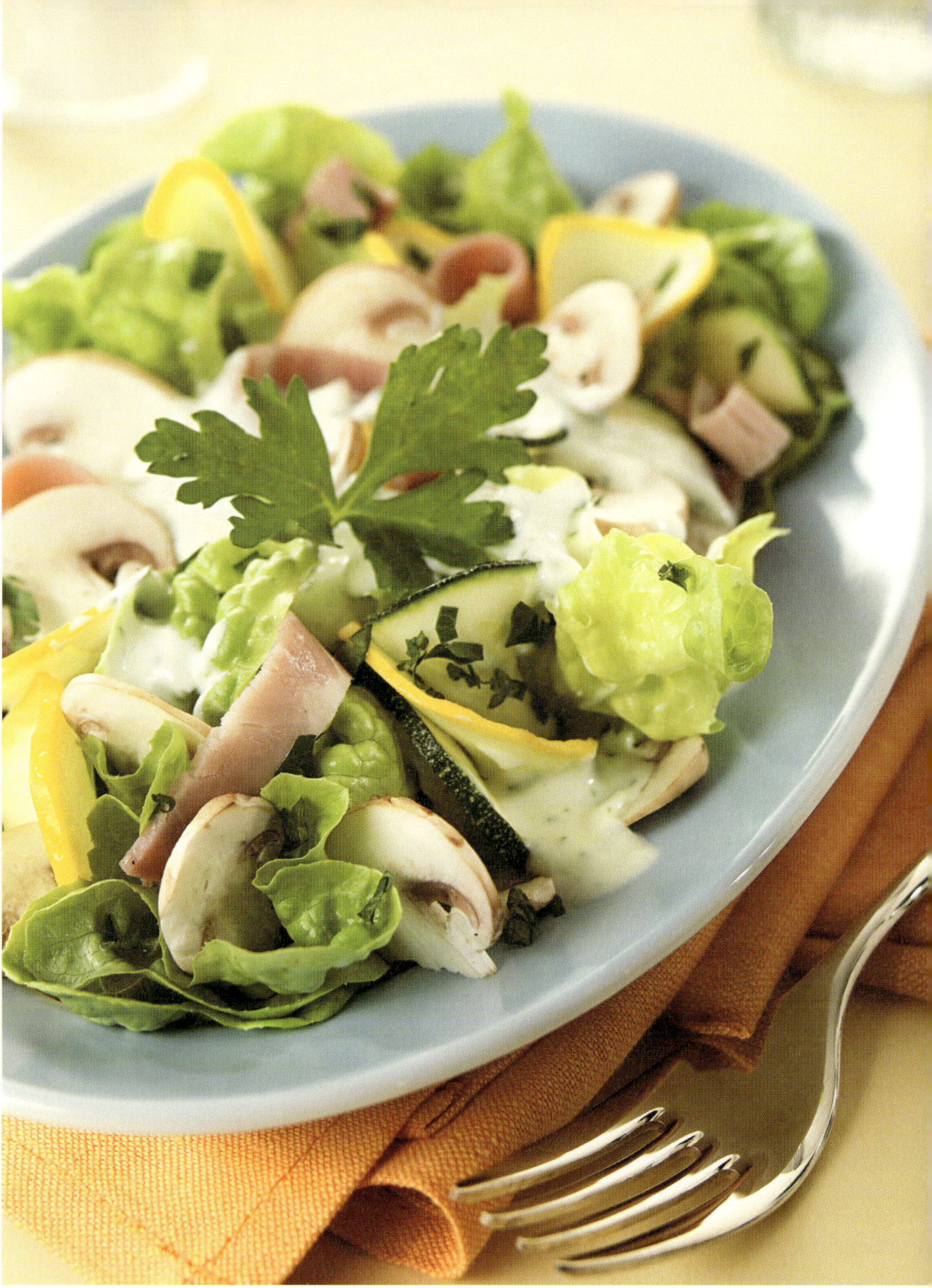

Roastbeef-Sandwich

1 Stück Baguette-Brot
1 TL Halbfett-Butter oder -Margarine (evtl. MCT)
2 Salatblätter
50 Gramm Roastbeef
2 EL Knoblauch-Jogurt-Dressing
½ Schnittlauchröllchen

- Das Baguette-Brot wird halbiert und mit Halbfett-Butter oder -Margarine bestrichen.
- Die Salatblätter und das Roastbeef darauf verteilen.
- Drüber kommt etwas Knoblauch-Jogurt-Dressing. Zuletzt bestreuen Sie beide Baguette-Hälften noch mit Schnittlauchröllchen.

Krabbenfleisch enthält wertvolles Eiweiß und hat nur wenige Kalorien.

Krabben-Nudel-Salat

40 Gramm Nudeln
100 Gramm Krabbenfleisch
100 Gramm Kirschtomaten
1 Lauchzwiebel
½ Bund gehackte Petersilie
1 Tüte Fertig-Jogurt-Sauce
½ Becher Magerjogurt

- Die Nudeln garen, abgießen und dann mit Krabbenfleisch mischen. Nun putzen Sie die Kirschtomaten und die Lauchzwiebel, schneiden sie klein, mischen beides mit klein gehackter Petersilie.
- Zuletzt verrühren Sie die Fertig-Jogurt-Sauce mit dem Becher Magerjogurt und geben die Mixtur über den Salat.

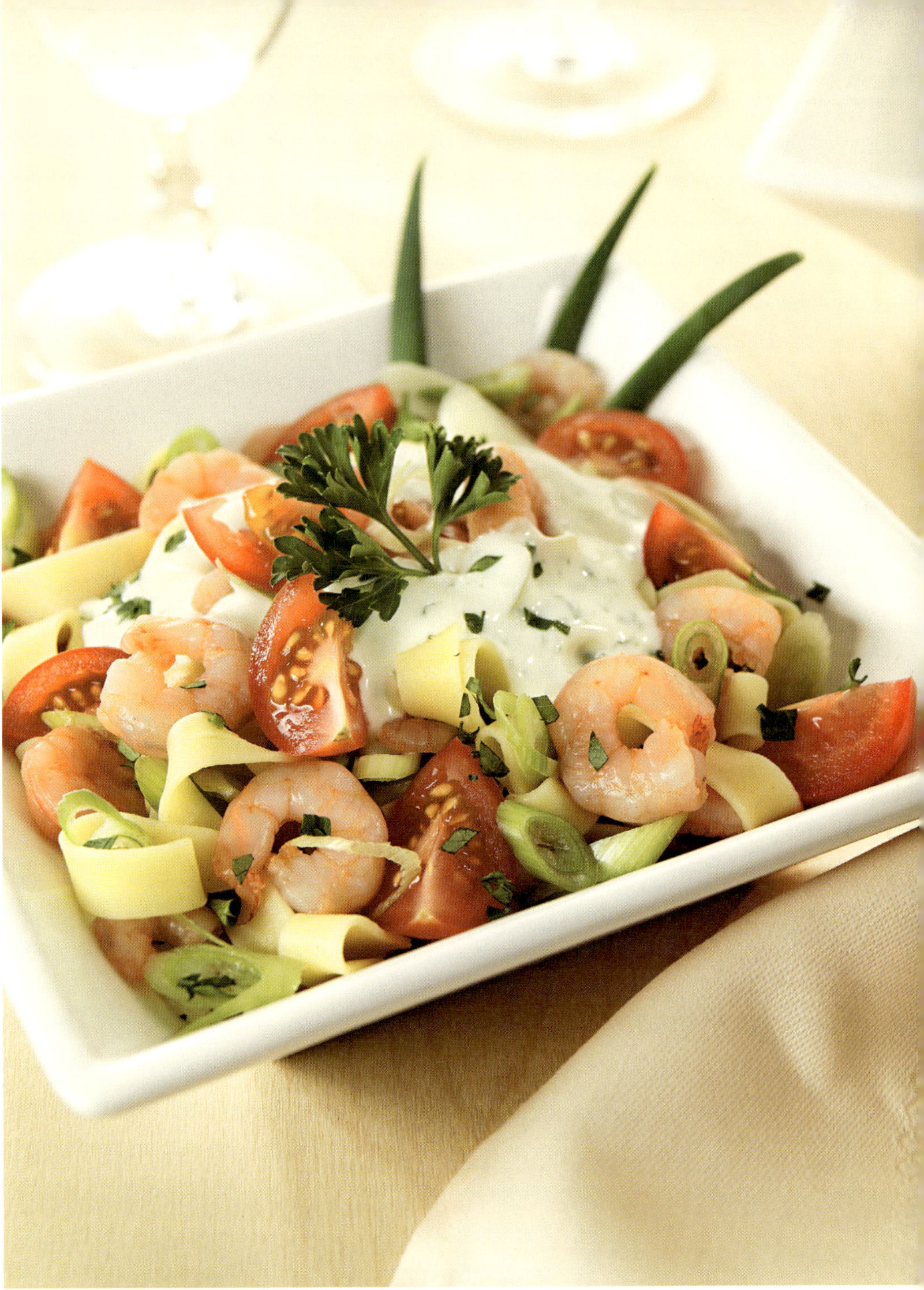

Die Ananas ist eine echte Heilfrucht. Sie hilft gegen Entzündungen und Thrombose, wirkt antibakteriell und kann den Magensaft ersetzen.

Obstsalat mit Käse

125 Gramm frische Ananas
125 Gramm Weintrauben
1 Birne
100 Gramm Blattsalat
30 Gramm gewürfelter Käse
2 EL Zitronensaft,
2 EL Wasser
Salz
Cayennepfeffer

- Ananas, Weintrauben und Birne putzen und kleinschneiden. Mit dem Blattsalat und dem gewürfelten Käse mischen.
- Darüber geben Sie eine Mixtur aus Zitronensaft, Wasser, Salz und Cayennepfeffer. Guten Appetit!

Cambembert-Toast

50 Gramm kalorienreduzierter Camembert
2 EL Cremequark
Salz und Pfeffer
1 Zwiebel
1 rote Paprikaschote
½ Bund Schnittlauchröllchen
2 Scheiben Vollkorntoast

- Zerdrücken Sie den Camembert mit einer Gabel und verrühren Sie den Käse mit dem Quark.
- Für die Würze gibt es Salz und Pfeffer.
- Nun werden die Zwiebel und die Paprikaschote fein gewürfelt und mit dem Schnittlauchröllchen unter die Käsemasse gehoben.
- Das Ganze richten Sie am besten auf Vollkorntoast an.

Sandwich mit Ei

2 Scheiben Vollkornbrot
1 TL Halbfett-Butter oder -Magarine (evtl. MCT)
2 Salatblätter
1 Möhre
100 Gramm Kohlrabi
½ Bund Petersilie
2 EL Cremequark
Salz
Pfeffer
1 hart gekochtes Ei

- Vollkornbrot mit Halbfett-Butter oder -Magarine bestreichen und mit ein paar Salatblättern garnieren.
- Die Möhre und den Kohlrabi putzen und grob raspeln.
- Die Petersilie waschen, danach fein hacken und mit dem Quark verrühren. Mit Salz und Pfeffer würzen.
- Der fertige Quark wird auf dem Vollkornbrot verteilt. Zum Schluss deponieren Sie ein hart gekochtes Ei, in Scheiben geschnitten, obendrauf.

Gemüse-Carpaccio mit Käse

125 Gramm Möhren
125 Gramm Kohlrabi
100 Gramm Zucchini
100 Gramm Tomaten
2–4 EL Zitronensaft
1 TL Balsamessig
1 TL Olivenöl
Salz und Pfeffer
1 EL frisch geriebener Parmesan
evtl. Ciabatta-Brot

Das in hoher Konzentration enthaltene Vitamin A macht die Möhre zum »Augen-und-Haut-Gemüse«. Abführmittel kann die Möhre oft völlig ersetzen.

- Das Gemüse putzen, waschen, in Scheiben schneiden und auf einem großen Teller anrichten.
- Den Zitronensaft mit dem Essig, dem Öl, Salz und Pfeffer verrühren und aufträufeln.
- Zum Schluss kommt der Parmesan darüber.
- Vielleicht mögen Sie ja Ciabatta-Brot dazu.

Baby-Pause Nr. 4

Vorschlag: Wie wär's mit 15 Uhr? Kleiner Vitamin-Kick! Damit Sie nachmittags keinen Durchhänger kriegen.

Carotin, bekannt für seine krebsvorbeugende Wirkung, ist in einer ausgereiften roten Paprika doppelt so reichlich vorhanden wie in einer unreifen grünen.

Paprika mit Cremequark

1 rote Paprikaschote (150 Gramm)
100 Gramm Cremequark
1 TL Zitronensaft
Salz und Pfeffer

- Die Paprikaschote klein schneiden und mit dem Quark vermischen.
- Das Ganze mit Salz und Pfeffer würzen und mit dem Zitronensaft abschmecken.

Honigmelone

250 Gramm Honigmelone

- Die Honigmelone in Spalten schneiden oder mit einem Spezialportionierer zu kleinen Bällchen formen.

Weitere Alternativen

- 150 Gramm Weintrauben
- 1 dicke Scheibe frische Ananas (etwa 200 Gramm)
- 1 kleine Banane (150 Gramm mit Schale)
- 1 Portion Apfelmus (125 Gramm)
- 1 Apfel plus eine Kiwi in Scheiben geschnitten
- 1 Becher Magerjoghurt mit Früchten (150 Gramm)
- 2 Mini-Babybel (à 20 Gramm) und ½ Salatgurke (250 Gramm)
- ½ Mango und dazu einige Erdbeeren
- 1 Apfelsine

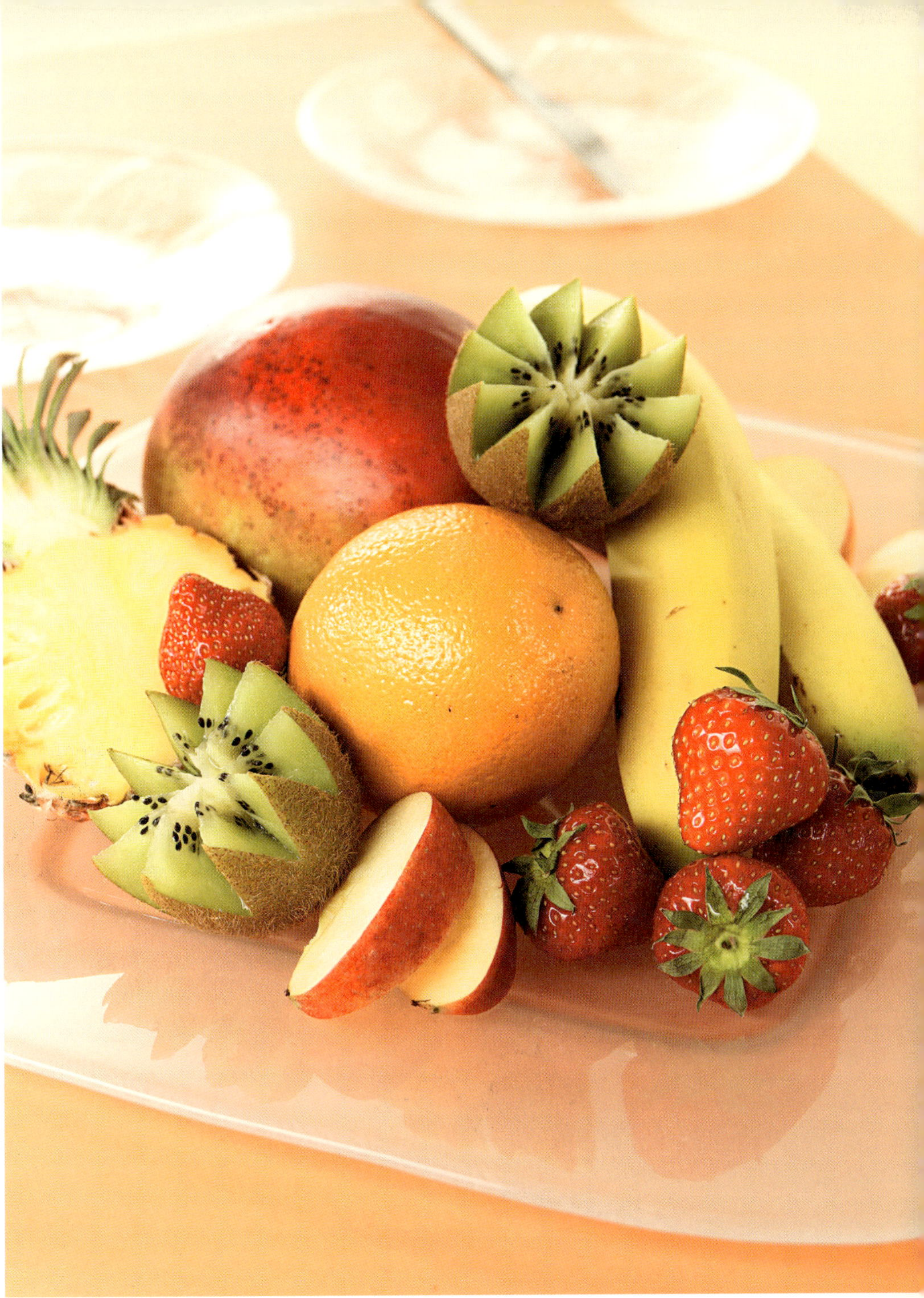

Wussten Sie, dass Tee erst im 17. Jahrhundert nach Europa kam? Seinen Siegeszug startete es beim damals wichtigsten europäischen Handelspartner Chinas und Indiens – in Großbritannien.

Baby-Pause Nr. 5

Vorschlag: So um 17 Uhr oder 17.30 Uhr. Kleine Teestunde. Etwas Gebäck kann nicht schaden.

Tee und Obsttörtchen

- Die »sündige« Leckerei vom Bäcker gibt's aber nur ein Mal die Woche …

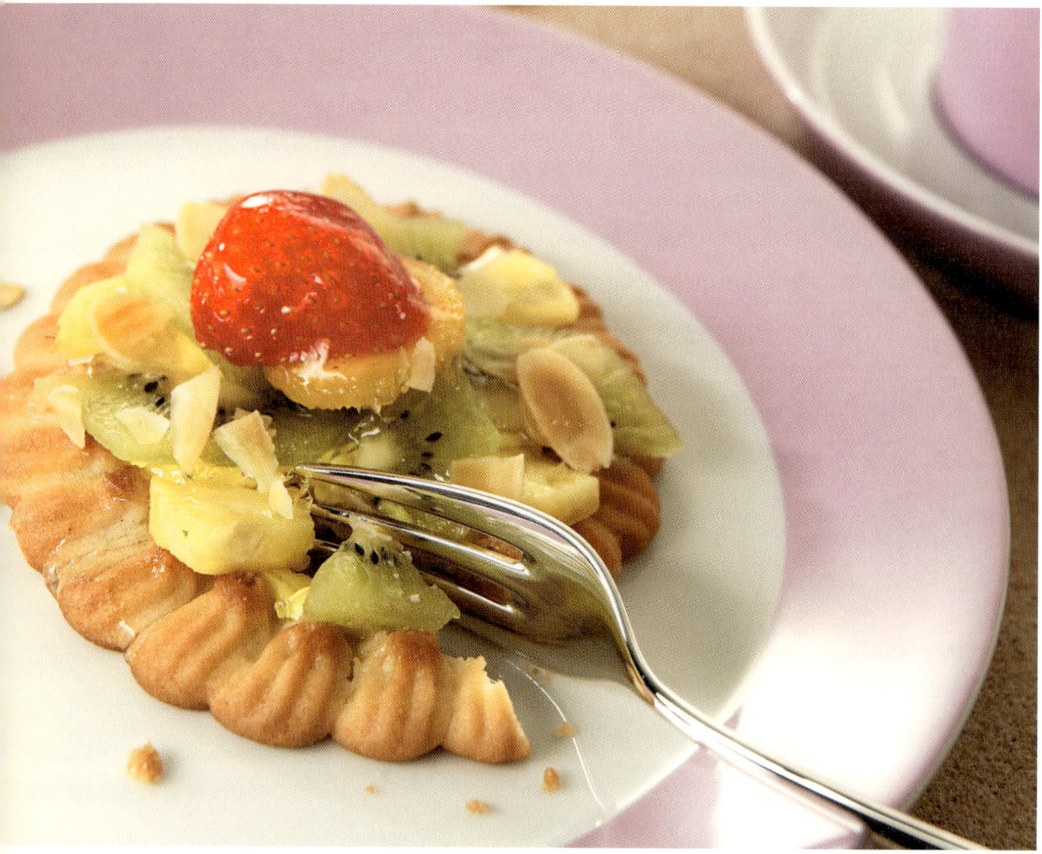

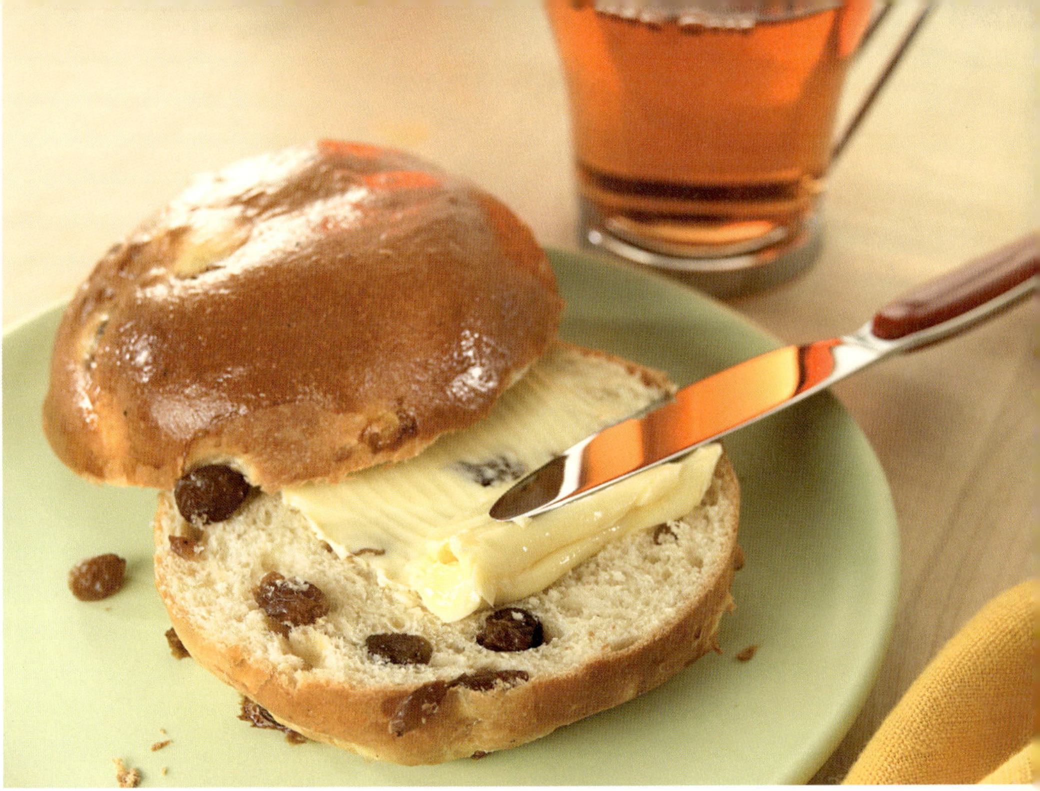

Tee und Rosinenbrötchen

1 Glas Tee

1 Rosinenbrötchen

1 TL Butter

- Ein Glas Tee (wenn süß, dann mit Süßstoff).
- Und ein Rosinenbrötchen, bestrichen mit etwas Butter.

Weitere Empfehlungen

- 1 Tasse Cappuccino plus 3 Amarettini-Mandelkekse
- 1 Tasse heiße Schokolade (150 ml), dazu 3 Vollkornkekse
- 1 Tasse Früchtetee. Dazu: 2 Zwiebäcke, bestrichen mit 1 TL Butter oder Margarine und Marmelade
- 1 Becher Milchkaffee und 2 Knusperreis-Waffeln
- 1 Tasse Kaffee, 1 Becher kalorienreduzierter Milchreis (250 Gramm), dazu 1 Kiwi

Baby-Pause Nr. 6

Vorschlag: Wie immer zwischen 19 und 20 Uhr – Abendessen bitte. Und nun gibt es auch endlich etwas Warmes!

Putzengeschnetzeltes

100 Gramm Putzenschnitzel
50 Gramm Champignons
125 Gramm Ananas
1 Lauchzwiebel
Gemüsebrühe
Öl
Currypulver, Salz, Pfeffer
Toastbrot

- Schneiden Sie das Putenschnitzel in feine Streifen. Dann putzen und schnipseln Sie Champignons, Ananas und Lauchzwiebel.
- Das Putenfleisch in Öl 5 Minuten braten, wobei man Ananas und Gemüse hinzufügt und kurz mitbrät.
- Abgelöscht wird mit der Gemüsebrühe, Currypulver, Salz und Pfeffer. Sie sorgen für die richtige Würze. Dazu gibt's Toastbrot.

Dank des »Soldatenkönigs« Friedrich Wilhelm I. von Preußen setzte sich die Kartoffel auch in Deutschland durch. Er befahl den Anbau der Knolle und drohte sogar, jedem, der sich weigerte, Nase und Ohren abschneiden zu lassen.

Pellkartoffeln mit Ei und Kräutersauce

150 Gramm Kartoffeln mit Schale
1 Ei
1 kleine rote Paprikaschote (125 Gramm)
½ Bund Petersilie
50 Gramm Cremequark
1 EL Jogurt-Salatcreme
Salz und Pfeffer,
Zitronensaft
Knoblauchpulver

- Kartoffeln mit Schale gut 20 Minuten garen. Das Ei hartkochen. Nun die Paprikaschote putzen, würfeln sowie die Petersilie hacken.
- Beides mit dem Quark, der Jogurt-Salatcreme, Salz, Pfeffer, Zitronensaft und Knoblauchpulver verrühren. Jetzt können Sie die Kartoffeln und das Ei pellen und mit der Kräutersauce verspeisen.

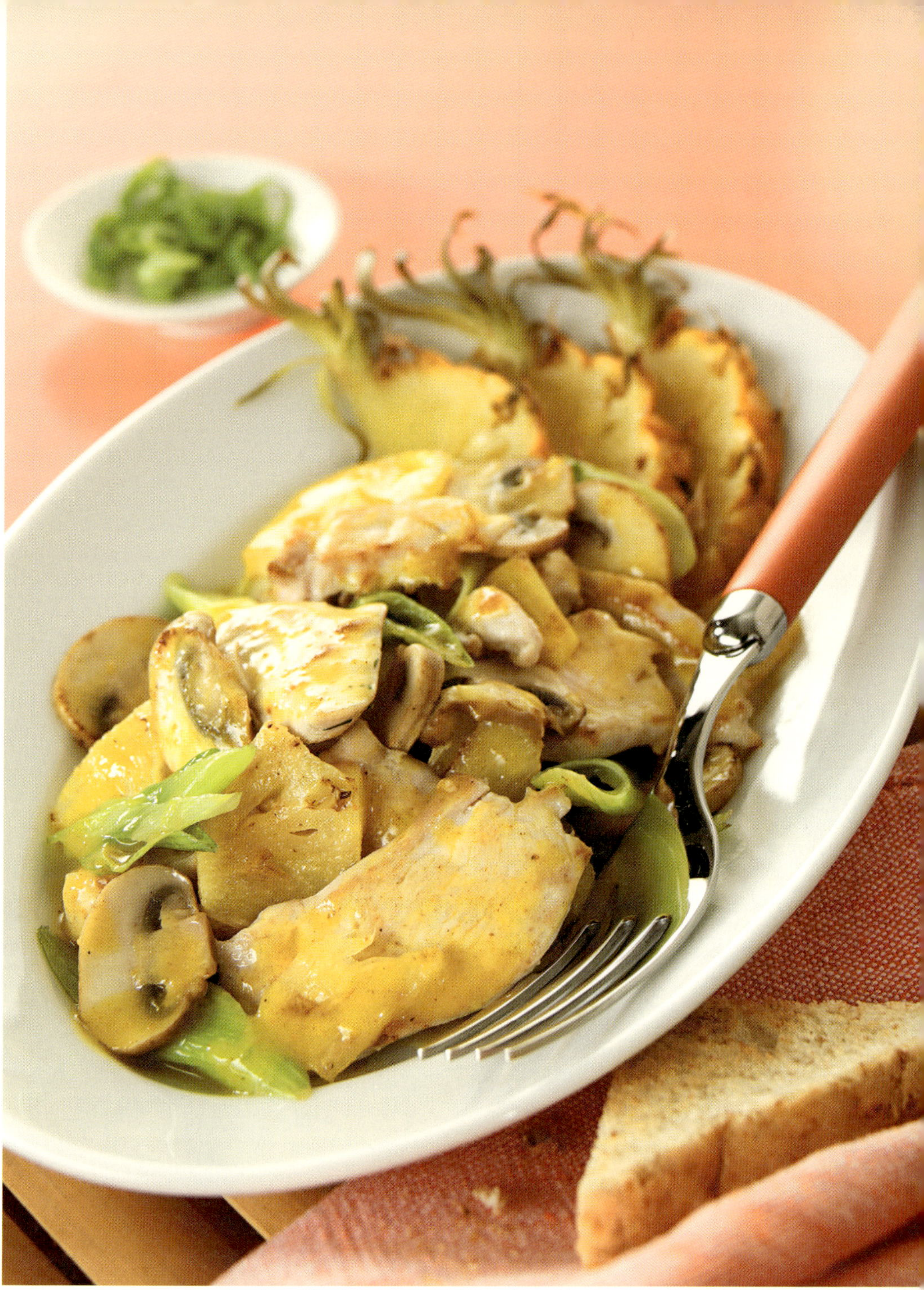

Kartoffelpuffer mit Lachs

2 tiefgefrorene Kartoffelpuffer
1 TL Öl
100 Gramm Cremequark
Salz und Pfeffer
125 Gramm Gurke
50 Gramm Lachs

- Die Kartoffelpuffer in Öl braten. Dann den Quark mit Salz und Pfeffer verrühren.
- Schälen und raspeln Sie anschließend die Gurke und rühren Sie sie unter. Zusammen mit etwas Lachs ein wahrer Genuss!

Die Tomate regt Verdauung, Abwehr und Blutbildung an. Sie enthält die antioxidativ wirkenden Vitamine A, C, E, einen hohen Anteil an Magnesium, Kalium, Phosphor und Eisen sowie Kobalt, Zink und Nickel.

Tortellini mit Tomatengemüse

40 Gramm Tortellini
100 Gramm Zucchini
1 Zwiebel
1 Knoblauchzehe
1 TL Öl
150 Gramm geschälte Tomaten (aus der Dose)
Salz und Pfeffer
2 TL geriebener Parmesan

- Tortellini in Salzwasser garen. Zucchini putzen und klein schneiden.
- Eine Zwiebel und eine Knoblauchzehe abziehen, würfeln und in Öl andünsten. Die Tomaten hinzufügen und 5 Minuten garen.
- Mit Salz und Pfeffer würzen. Jetzt die Tortellini abgießen und mit dem Gemüse mischen. Etwas geriebenen Parmesan darüber streuen.

Chili con carne

½ rote und grüne Paprika
1 Zwiebel
100 Gramm Beefsteakhack
1 TL Öl
150 Gramm geschälte Tomaten
50 Gramm Mais
50 Gramm Kidney-Bohnen
Salz
Chilipulver

- Zunächst die Paprika putzen und klein schneiden. Die Zwiebel abziehen, würfeln.
- Das Beefsteakhack in Öl anbraten.
- Dann das klein geschnittene Gemüse sowie die geschälten Tomaten, Mais und Kidney-Bohnen zum Beafsteakhack hinzufügen.
- Das Ganze 5 Minuten lang garen.
- Schließlich alles mit Salz und Chilipulver würzen.

Gemüsepfanne mit Reis

30 Gramm Reis
1 Möhre
1 gelbe Paprikaschote
100 Gramm Chinakohl
100 Gramm Zuckerschoten
50 Gramm Sojasprossen
1 EL Sesamöl
Pfeffer
Ingwer
Salz
1 TL Sesam

- Den Reis in Salzwasser garen.
- Die Möhre, die Paprikaschote, den Chinakohl und die Zuckerschoten putzen und klein schneiden.
- Das Gemüse wird mit Sojasprossen in Sesamöl 5 Minuten pfannengerührt.
- Mit Pfeffer, Ingwer und Salz abschmecken. Etwas Sesam darüber streuen.

Ingwer ist sehr wirksam gegen alle Arten von Übelkeit. Ingwer wirkt entgiftend, entzündungshemmend und stimuliert das zentrale Nervensystem.

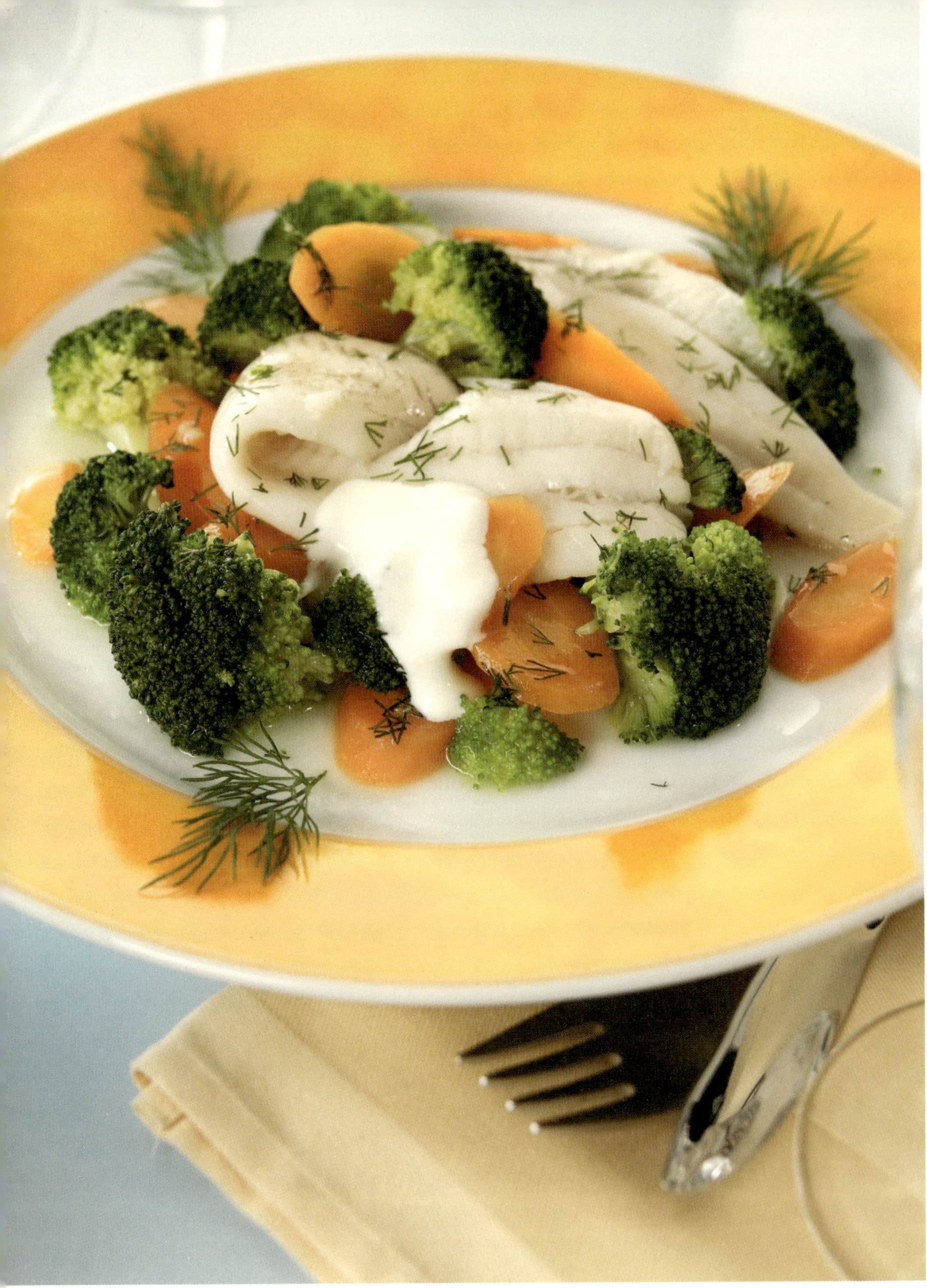

Schollenfilet mit Brokkoli

125 Gramm Schollenfilet
Zitronensaft
Salz und Pfeffer
200 Gramm Brokkoli
125 Gramm Möhren
1 Zwiebel
1 TL Butter oder
Margarine (evtl. MCT)
½ Tasse Gemüsebrühe
1 TL Crème fraîche
½ Bund feingehackter Dill
½ Scheibe Toastbrot

- Als erstes das Schollenfilet mit Zitronensaft beträufeln, mit Salz und Pfeffer würzen.
- Anschließend Brokkoli, Möhren und die Zwiebel putzen und klein schneiden.
- Das Gemüse in Butter oder Margarine andünsten, dann Gemüsebrühe hinzufügen, mit Salz und Pfeffer würzen, 5 Minuten garen.
- Zum Essen fügen Sie etwas Crème fraîche und feingehackten Dill hinzu. Eine Scheibe Toastbrot macht die Mahlzeit rund.

Brokkoli liefert uns B-Vitamine, Folsäure, Kalium und fast so viel Vitamin C wie Paprika oder Petersilie.

Schellfisch mit Gemüse

100 Gramm Schellfisch
1 TL Öl
Salz und Pfeffer
1 TK Paket Vivactiv-Gemüse
»Garten« (300 Gramm/Iglo)

- Schellfisch kalt abspülen, mit Küchenkrepp trocken tupfen und in 1 TL heißem Öl von beiden Seiten braten. Mit Salz und Pfeffer würzen.
- Dazu gibt es – weil so bequem und trotzdem super-frisch – das Tiefkühl-Gartengemüse (Zubereitung nach Packungsanleitung).

Baby-Pause Nr. 7

Vorschlag: Zwischen »Heute-Journal« und den »Tagesthemen«. Der 22-Uhr-Snack entspannt und lässt die Pfunde purzeln.

Quark-Orange

½ Orange

100 Gramm Quark (0,2 Prozent Fett)

- Eine halbe Orange und Quark – herrlich.

Es kann sehr günstig wirken, wenn Frauen in der Woche vor ihrer Regel reichlich Zimt genießen, etwa als Zimtzucker auf Jogurt oder als gute Prise zu heißen Getränken.

Grießbrei mit Kirschen

200 ml fettarme Milch

1 EL Grieß

1 TL Zucker

etwas Zimt

125 Gramm Sauerkirschen (Glas)

- Die Milch zum Kochen bringen, den Grieß, Zucker und einen Hauch Zimt einstreuen. Aufkochen lassen.
- Die Sauerkirschen hinterher dazumischen.

Fruchtspieße

1 Kiwi

1 Scheibe Ananas (125 Gramm)

4 große Erdbeeren

- Die Früchte zunächst putzen. Kiwi und Ananasscheibe in Stücke schneiden. Alles auf 2 Spieße stecken.
- Die Spieße kommen in ein großes Glas mit Mineralwasser. Abwechselnd trinken und knabbern.

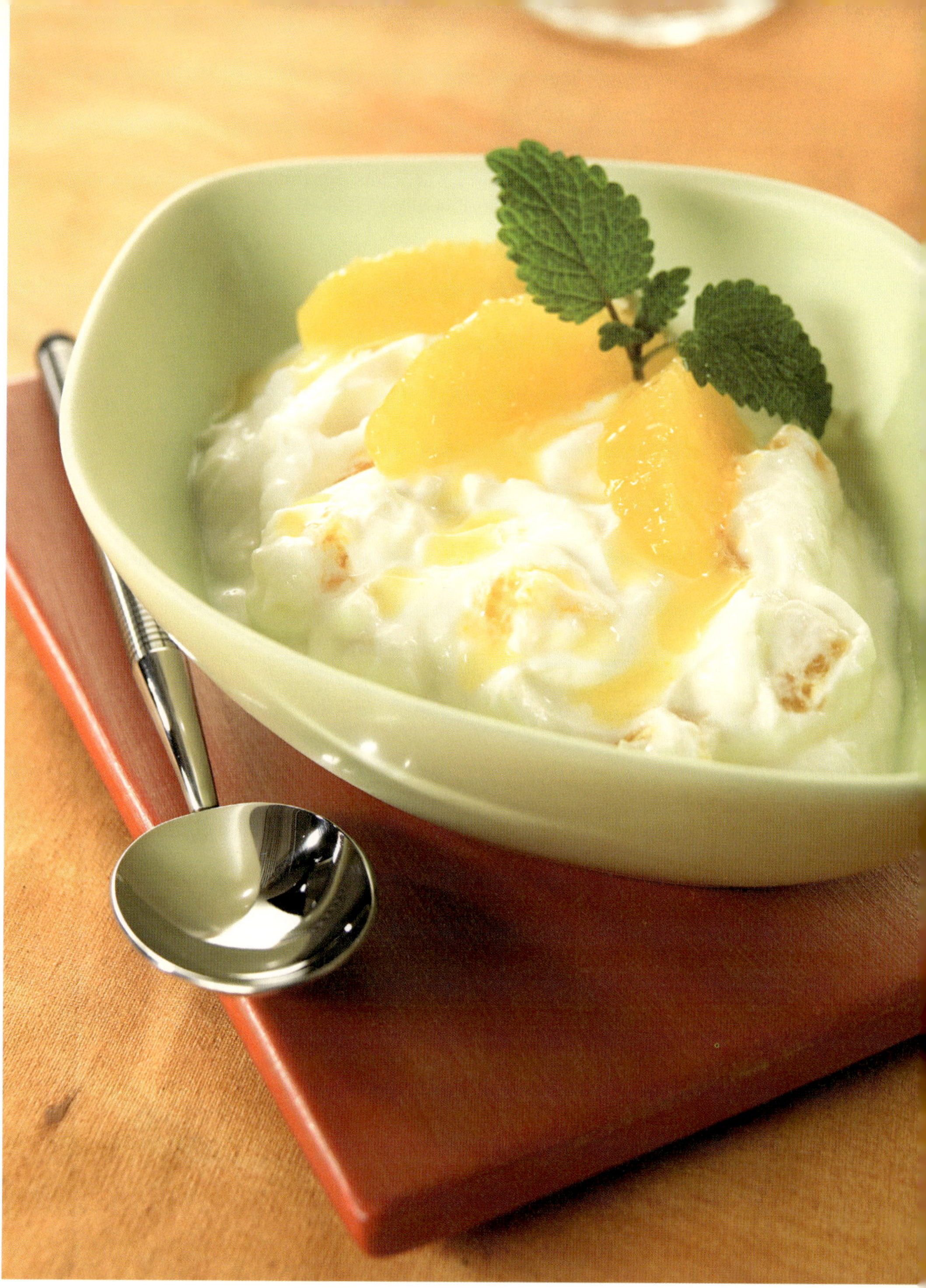

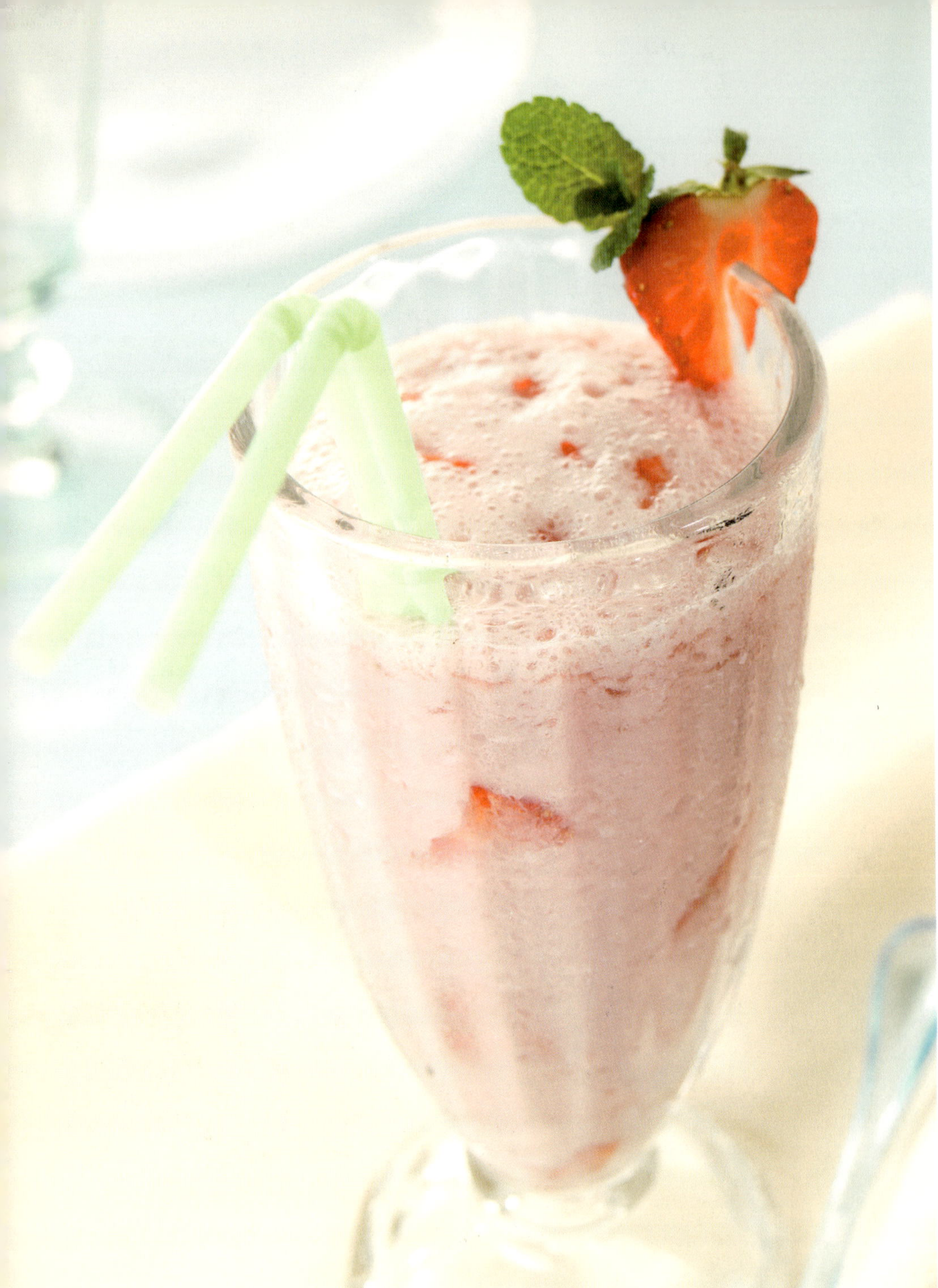

Erdbeer-Buttermilch

150 ml Buttermilch

125 Gramm pürierte Erdbeeren

- Das Glas Buttermilch und die pürierten Erdbeeren werden gemixt.

Erdbeer-Kaltschale mit Sekt-Gelee

250 Gramm Erdbeeren
Saft und abgeriebene Schale von
⅛ unbehandelter Zitrone
3 TL Zucker
1 EL Rosenwasser (Apotheke)
1 Blatt Gelatine
80 ml Sekt
10 Gramm gehackte Pistazien
1 kleiner Topf Zitronenmelisse

Die Erdbeere enthält mehr Vitamin C als Zitronen und Orangen. Die gute alte Zuchterdbeere ist Appetitmacher, Verdauungshelfer, Fiebersenker und Durchfallstopper.

- Erdbeeren waschen, putzen und ¼ davon klein schneiden. Die restlichen Erdbeeren werden mit der Zitrone, 1 TL Zucker und dem Rosenwasser püriert. Erdbeerstücke zugeben und etwa 2 Stunden durchkühlen lassen.
- Gelatine 5 Minuten in kaltem Wasser einweichen. ⅓ des Sekts mit dem restlichen Zucker erwärmen, bis dieser sich aufgelöst hat. Ausgedrückte Gelatine darin auflösen. Restlichen Sekt und Pistazien zufügen. In eine Form füllen und im Kühlschrank fest werden lassen.
- Form kurz in heißes Wasser tauchen, Gelee herauslösen, in Würfel schneiden. Melisseblättchen auf die Kaltschale streuen.

Weitere Alternativen

- 1 Becher Vollmilch-Jogurt (150 Gramm) mit Zitronensaft und Süßstoff
- 100 Gramm Kefir plus eine ½ Grapefruit
- 100 Gramm körniger Frischkäse mit Frucht
- 200 Gramm Fruchtcocktail aus der Dose

»Darf ich bei meiner Snacking-Diät eigentlich nur das essen, was auf den letzten Seiten vorgestellt wurde?«

Natürlich ist der Rezept-Fahrplan der Seiten zuvor in seiner Mischung so perfekt abgestimmt, dass man damit den größtmöglichen Abnehm-Erfolg erreicht: fünf bis sechs Pfund in einer Woche wären kein Problem.

Aber solche ruck, zuck-Effekte sind für die allermeisten Mütter nach Schwangerschaft und Geburt gar nicht das Ziel einer Diät. Aus vielen Gesprächen weiß ich: Sie suchen die positive Perspektive, sie wollen die Sicherheit, in einer überschaubaren Zeit ohne zusätzlichen Stress überflüssige Pfunde loszuwerden. Und dabei kommt es ihnen auf ein paar Tage mehr oder weniger überhaupt nicht an.

Die rund 50 Mini-Mahlzeit-Vorschläge sollten aus diesem Grund nur eine Art »Grundraster« darstellen, an dem man sich auch mittel- und langfristig orientieren kann. Das Prinzip ist Ihnen sicher schon beim ersten Hineinschnuppern klar geworden: Es gibt größere und kleinere Snack-Einheiten, die natürlich auch untereinander austauschbar sind, und mit Fett wird äußerst sparsam umgegangen.

Die Prognose: Wenn Sie jetzt schlank werden, bleiben Sie's auch!

Entscheidend ist, dass Sie sich ohne Wenn und Aber auf die vielen kleinen Mahlzeiten pro Tag einlassen, und dass die Mahlzeiten nicht irgendwann plötzlich größer und größer werden. Aber diese Gefahr besteht nur theoretisch: Kein Mensch kann über die täglich sieben Snacking-Zeiten hinaus tatsächlich noch dauerhaften Zusatz-Hunger entwickeln – wer sich ans Konzept hält, ist satt, bleibt satt und wird im Lauf der Zeit sein vorher falsches Essverhalten komplett umstellen.

Mit anderen Worten: Wenn Sie durch diese Snacking-Diät Ihr »So-mag-ich-mich-Gewicht« erreichen (gleichgültig, ob dabei fünf, zehn, zwanzig oder noch mehr Pfunde auf der Strecke bleiben), dann haben Sie auch das Geheimnis der ausgewogenen Ernährung so verinnerlicht, dass Sie für immer schlank bleiben. Selbstverständlich müssen Sie sich dabei keineswegs auf die 50 Vorschläge für Mini-Mahlzeiten, die ich Ihnen bisher vorgestellt habe, beschränken. Eigene Snack-Kreativität ist durchaus in Ordnung!

Worauf Sie achten sollten, wenn Sie anfangen, eigene Snacking-Portionen zu erfinden

Sie sollten keinesfalls auf Fett verzichten. Nur Fett ist nicht gleich Fett – es kommt auf die richtige Zusammensetzung an.

Erinnern Sie sich noch an die Parole »Nur Fett macht fett«? Sie haben Recht: Das ist wirklich der entscheidende Punkt, an den man immer denken muss.

Der mitteleuropäische Durchschnittsbürger konsumiert tagtäglich rund 140 Gramm Fett. Empfohlen werden aber bloß 60 bis maximal 80 Gramm! Und wer sein Gewicht reduzieren will, sollte sogar schon bei etwa 30 Gramm Schluss machen.

Nun wollen wir das Fett aber nicht gleich in Bausch und Bogen verteufeln. Wie schon betont: Fett ist durchaus lebenswichtig. Es spendet geballte Energie und schützt empfindliche Körperbereiche. Und um bestimmte Vitamine – zum Beispiel A, D und E – zu verwerten, kann der menschliche Organismus auf Fette nicht verzichten.

Trotzdem ist das mit dem Fett so eine Sache. Dummerweise leuchtet nicht überall dort, wo es in der Nahrung höher dosiert vorkommt, sofort eine rote Warnlampe auf. Nein, Fett tarnt sich gern und Fett tarnt sich gut – manchmal verkriecht es sich sogar derart geschickt, dass man's gar nicht mitkriegt!

Zum Glück – siehe Seite 35 – kennen Sie ja inzwischen das MCT-Fettgeheimnis. Da lassen sich die folgenden Informationen bedeutend entspannter zur Kenntnis nehmen:

Fett sparen schon beim Zubereiten der Speisen

Man kann durch die Wahl der richtigen Methode eine Menge Fett sparen:

- **Grillen** – nicht nur sommertags im Garten, sondern auch rund ums Jahr in der Grillpfanne, im Ofen oder auf einem heißen Stein.
- **Dämpfen** – im Siebeinsatz oder im asiatischen Dämpfkörbchen. Außerordentlich nährstoffschonend.
- **Garen** – Fisch oder Fleisch inklusive Kräuter und Gemüse: mit Folie oder Bratschlauch. Im eigenen Saft garen funktioniert in Spezialtöpfen, Römertopf, geschlossenem Topf mit wenig Brühe.
- **Braten** – dann aber in einer beschichteten Pfanne.

Es gibt verschiedene Methoden, Fett zu sparen. Die Einfachste ist, bereits beim Zubereiten der Speisen auf die Fettmenge zu achten.

Ob Milch oder Gemüse-Dip: Sie glauben es ja nicht …

Man ernährt sich doch schon so fitnessbewusst. Knuspermüsli am Morgen, dazu ein Liter gesunde Milch, mittags gibt es beim Italiener Salat mit Mozzarella, abends folgt dann Rohkost-Gemüse, angemacht ausschließlich mit French Dressing, und das bisschen Mascarpone hinterher, herrjeh, was soll schon damit sein?

In 100 Gramm Knuspermüsli (ölgeröstet) mit Mandeln und Nüssen, garniert mit 150 Gramm Vollmilchjogurt, stecken rund 32 Gramm Fett.

Ein Liter Vollmilch – vier Gläser – enthält ebenfalls 32 Gramm Fett.

Schon ein Croissant, dieses herrlich leichte und knusprig-lockere Blätterteig-Gebäck, bringt es auf 14 Gramm Fett.

Gemüse mit Dip, Urbild schlankmachender Ernährung – Sellerie & Co. sind zwar tatsächlich fettfrei, aber schon vier Esslöffel French Dressing jagen den Fettanteil auf 40 Gramm hoch.

Eine Portion Spaghetti al Pesto mit Pinienkernen, Parmesankäse und Olivenöl – gerade Olivenöl ist doch so wahnsinnig gesund! – bringt fast 44 Gramm Fett auf den Tisch.

Lachs, dieser herzfreundliche Fischöl-Lieferant, entpuppt sich als echtes Schwergewicht in Sachen Fett! Ein 200-Gramm-Kotelett hat 27 Gramm Fett.

Der frische Salat – fabelhaft. Doch schon ein bisschen Mozzarella und drei Esslöffel Vinaigrette sorgen dafür, dass wir es plötzlich mit 44 Gramm Fett zu tun haben.

Zum immer mal wieder Draufgucken: Die Liste der 50 allgegenwärtigen Fettfallen

Fleisch (jeweils 100 Gramm)	**Fett in g**
Schweinebacke	25
Schweinebauchspeck	89
Schweinehack	20
Schweineschulter	22,5
Schweinespeck, durchwachsen	77
Geflügel (jeweils 100 Gramm)	
Ente	17,5
Gans	31
Suppenhuhn	20
Wurst/Aufschnitt (jeweils 100 Gramm)	
Bierwurst	21
Blutwurst	29
Cervelatwurst	35
Fleischkäse	38
Frühstücksspeck	77
Kalbskäse	30

Wurst/Aufschnitt (jeweils 100 Gramm)	**Fett in g**
Kalbsleberwurst	32
Leberpastete	29
Leberwurst, grob	29
Mettwurst, fein	37
Mettwurst, grob	24
Mortadella	33
Salami, deutsch	33
Teewurst	35
Zungenwurst	24
Kochwurst/Bratwurst (jeweils 100 Gramm)	
Bockwurst	25
Bratwurst, grob	32
Kochwurst/Bratwurst (jeweils 100 Gramm)	
Fleischwurst	28
Frankfurter Würstchen	24
Rostbratwurst	31
Wiener Würstchen (Konserve)	28
Fisch (jeweils 100 Gramm)	
Aal	24
Aal, geräuchert	29
Bückling, geräuchert	16
Matjeshering	23
Schillerlocken	24
Sprotten	18
Kuchen/Gebäck/Süßigkeiten (jeweils 1 Stück)	
Buttercremetorte mit Biskuitteig (120 g)	23
Frankfurter Kranz (100 g)	24

Kuchen/Gebäck/Süßigkeiten (jeweils 1 Stück)	Fett in g
Linzer Torte (100 g)	24
Nusskuchen (60 g)	19
Nusssahnetorte (120 g)	29
Schwarzwälder Kirschtorte (140 g)	23
Schokolade (1 Tafel)	35
Nüsse/Kerne/Salzgebäck (jeweils 100 Gramm)	
Cashewkerne	51
Erdnüsse, frisch	48
Haselnüsse	62
Kräcker	19
Mandeln	54
Paranüsse	67
Pecannüsse	72
Pistazien	57
Walnüsse	62

Wenn Sie diese Fett-Fakten verinnerlichen, geht alles wie von selbst

Ganz spannend, was das Fett mit uns veranstaltet, solange wir ihm keinen Riegel vorschieben! Haben Sie die Fett-Fakten aber erst einmal richtig verinnerlicht, macht es keine sonderliche Mühe mehr, hin und wieder auch eigene kleine Mahlzeiten zu kreieren, die ähnlich Snacking-fähig sind wie die Vorschläge in diesem Buch.

Bei den Mengen sollten Sie anfangs ein bisschen vorsichtig sein, weil man sich da leicht mal vertun kann. Im Zweifel auf den Bauch hören: Spätestens nach ein, zwei Wochen hat sich der nicht nur auf die sieben Portionen täglich eingestellt, er akzeptiert auch die reduzierten Mengen, sodass Sie automatisch satt sind.

Unser genetisches Programm erlaubt uns, grundsätzlich alles zu essen. Ob der Schwerpunkt auf tierischer oder pflanzlicher Nahrung liegt, ließ die Natur uns offen.

Salat-Ideen: Viel Geschmack und noch mehr Vitamine

Um Ihnen die Zusammenstellung eigener Snack-Einheiten zu erleichtern, nachstehend ein paar Ideen für Salate, die sich besonders durch ihre hohen Anteile an den Vitaminen A, C und E auszeichnen (was nach Schwangerschaft und Geburt hochwillkommen ist).

Sie wissen ja: Ohne Vitamine würden wir nach kurzer Zeit im wahrsten Sinne des Wortes auf dem Zahnfleisch gehen. Die lebenswichtigen Substanzen in der Nahrung stärken unser Immunsystem und beeinflussen praktisch alle Funktionen im Körper. Vitamin A ist zuständig für die Augen, die Haut und sämtliche Schleimhautfunktionen. Vitamin C »kümmert« sich vorzugsweise ums Bindegewebe und die Knochen. Und Vitamin E ist für Sie in Ihrer Baby-Phase allemal unverzichtbar – es stärkt die Abwehrkräfte!

Vitamin E ordnet den gesamten Hormonhaushalt und reguliert die Hypophysenfunktion, damit die Schildrüse das Jod aus der Nahrung resorbiert.

Wie wär's mit folgenden Salatmischungen:

- 200 Gramm Möhren, 125 Gramm Zucchini, 3 Salatblätter. Plus 50 Gramm gewürfelter Kochschinken. Plus 50 Gramm Cremequark, 1 EL Wasser und 1 Tüte Jogurt-Fertigsaucenmischung.
- 1 Bund Radieschen, 250 Gramm Salatgurke, 100 Gramm Lauchzwiebeln, 50 Gramm Blattsalat. Plus 60 Gramm kalorienreduzierte Fleischwurst, ½ Beet Kresse, 1 Tüte Salat-Fertigsaucenmischung, 2 EL Wasser und 1 TL Weizenkeimöl.
- Je 75 Gramm rote und gelbe Paprika, 50 Gramm Eisbergsalat, 75 Gramm Mais aus der Dose und 50 Gramm gewürfelter Schafskäse, 1 Tüte Saucenmischung für Italien-Salat, 2 EL Wasser, 1 TL Weizenkeimöl.
- 125 Gramm Mango, 50 Gramm Römersalat. Plus 100 Gramm Sojasprossen und 75 Gramm Putenbrustaufschnitt, 50 Gramm Cremequark, 1 Tüte Jogurt-Fertigsaucenmischung und 1 EL Zitronensaft.
- 125 Gramm Erdbeeren, 1 Birne, 1 kleine Banane. Plus 100 Gramm Cremequark, Zitronensaft, Süßstoff, 1 TL Sonnenblumenkerne und 1 EL gehackte Zitronenmelisse.

Diese Drinks sind nicht nur Getränke, sondern echte Snacking-Mahlzeiten

Sie liefern Vitalstoff-Power en masse, lassen sich fix zubereiten und können ohne weiteres als eine der täglich sieben Mini-Mahlzeiten unseres Snacking-Programms durchgehen – wenn die Zutaten stimmen. Hier stimmen sie genau. Und außerdem sind solche Drinks außerordentlich gut für Ihre Verdauung:

- Tomaten-Kräuter-Drink: 2 bis 3 EL gemischte Kräuter mit 1 TL Weizenkeimöl pürieren. Mit 150 ml Tomatensaft aufgießen und mit Kräutersalz würzen.
- Orangen-Erdbeer-Mix: 125 Gramm Erdbeeren mit 1 TL Mandelmus pürieren, mit 100 ml Orangensaft verrühren.
- Möhren-Apfel-Drink: 100 ml Möhrensaft und 100 ml naturtrüben Apfelsaft verrühren. Mit Ingwer abschmecken. 1 EL Sonnenblumenkerne (15 Gramm) fein hacken und dazugeben.
- Himbeer-Milch-Mix: 125 Gramm Himbeeren pürieren und mit Vanillemark und Süßstoff abschmecken. ½ Liter fettarme Milch und 1 TL Crème fraîche unterrühren.
- Kresse-Gurken-Drink: ½ Salatgurke, 1 Knoblauchzehe, 1 Beet Kresse und 1½ TL Weizenkeimöl pürieren. Mit 125 ml Buttermilch auffüllen.
- Mango-Grapefruitsaft: 125 Gramm Mango pürieren und mit 125 ml Grapefruitsaft verrühren. 1 EL gehackte Zitronenmelisse hineingeben.
- Rote-Bete-Orangen-Mix: 100 ml Orangensaft mit je 50 ml Rote-Bete-Most und Sauerkraut-Most mischen. 1 TL Honig und 1 EL China-Sprossen unterrühren.
- Grüntee-Johannisbeer-Ingwer-Drink: 150 ml grünen Tee mit 100 ml schwarzem Johannisbeersaft und 1 EL Apfeldicksaft verrühren. 1 Stück geschälten Ingwer dazupressen (geht am einfachsten mit der Knoblauchpresse).

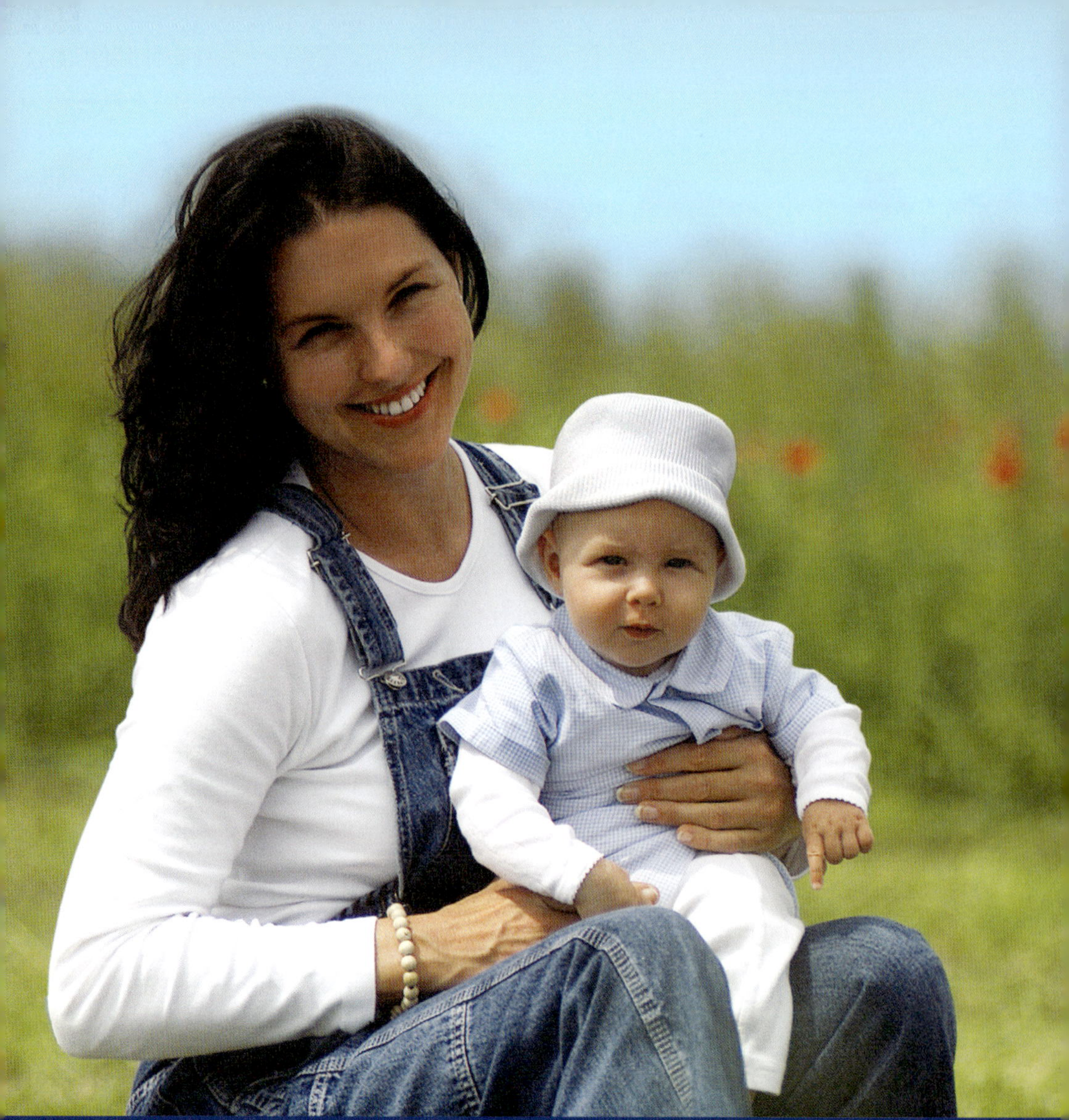

Gut für Ihr Baby, gut für Ihre Figur:
Die ganz spezielle Kurz-Diät beim Stillen

Es klang in diesem Buch bereits mehrfach an: Das Stillen selbst ist eigentlich schon eine subtile Art von Diät, denn dabei werden täglich gut und gern bis zu 600 Kalorien zusätzlich verbraucht. Und: Der weibliche Körper produziert in dieser Zeit ein Hormon, das die Fettzellen angreift. Die Natur betreibt ihre eigene Schlankheitskur – warum will man sich da also einmischen?

Keine Frage, in den ersten Wochen nach der Geburt sowohl zu stillen als auch zu diäten, das ist in der Tat kaum zu empfehlen. Aber immer mehr Mütter folgen inzwischen dem ärztlichen Rat, ihrem neuen kleinen Erdenbürger so lange wie irgend möglich die Brust zu geben. Sechs Monate, neun Monate, manche stillen sogar länger als ein Jahr. Dass bei solchen Zeiträumen fast jede Frau irgendwann das ultimative Gefühl packt, zu kurz zu kommen, und endlich – endlich! – etwas für ihre Figur tun will: Kennen Sie jemanden, der das nicht begreift?

»Eigenliebe ist das Instrument der Selbsterhaltung.« (Voltaire)

Wenn Ärzte abraten, dann raten sie von strengen Crash-Kuren ab

Gelegentliche Pressemeldungen, in denen Ärzte stillende Mütter vor Diäten warnen und dringend fordern, ihrem Säugling zuliebe damit gefälligst zu warten, verdienen es, durchaus ernst, aber eben auch ein wenig genauer unter die Lupe genommen zu werden. Die zitierten Ärzte sprechen dann nämlich zumeist von »strengen Abmagerungskuren«, und solch rabiates Vorgehen gegen überzählige Pfunde nach der Schwangerschaft wird sowieso kein vernünftiger Mensch empfehlen!

In dieser Still-Diät stecken alle wichtigen Nährstoffe für Mutter & Kind

Das spezielle Programm, das ich Ihnen jetzt anschließend vorstelle, ist erstens für die Endphase der Stillperiode gedacht und zweitens ist dieses Programm so konzipiert, dass alle lebenswichtigen Nährstoffe – Vitamine, Eiweiß, Kohlenhydrate, Kalzium & Co. – enthalten sind, die Sie und Ihr Baby nun brauchen. Es gibt pro Tag die ausreichende Menge von insgesamt 2100 Kalorien – wie gesagt: etwa 600 davon fungieren als »Still-Ration«, mit den anderen rund 1500 Kalorien ist Ihr eigener Körper gut bedient, um auf moderate Weise an seine netten Proportionen aus der Zeit vor der Schwangerschaft erinnert zu werden.

Der Diätplan der Still-Diät ist auf sieben Tage ausgelegt. Probieren Sie, ob er Ihnen gefällt und hält, was er verspricht: Je nach Ausgangsgewicht sollten selbst in dieser kurzen Zeit schon ein paar Pfund dran glauben! Sie können dieses Programm übrigens im Lauf der Monate ohne Weiteres wiederholen, wenn Sie wollen. Und nach dem Abstillen machen Sie dann ja vielleicht mit dem Snacking-Programm weiter, ganz nach der Parole: nie wieder dick. Es sei denn, Sie kriegen irgendwann noch einmal Nachwuchs ...

Um die Stoffwechselhormone optimal auszubalancieren, kombinieren Sie am besten Kohlenhydrate und Eiweiße.

Eiweiß und Kalzium: Was stillende Mütter besonders brauchen

Über die Bedeutung der Vitamine besteht Einigkeit. Aber was ist mit Eiweiß, Kohlenhydraten und Kalzium – sind diese Nahrungs-Grundbausteine bzw. Mineralstoffe tatsächlich unverzichtbar, wie die Medien im Zusammenhang mit der frühkindlichen Entwicklung immer wieder berichten?

- Eiweiß – lebensnotwendiger Nährstoff, der durch keinen anderen Bestandteil des Essens zu ersetzen ist. Unendlich wichtig für den Aufbau des kindlichen Organismus. Steckt vor allem in Milch, Jogurt, Speisequark, Käse, Geflügel, Fisch und Fleisch.
- Kohlenhydrate – die komplexen Energielieferanten zur reibungslosen Aufrechterhaltung aller Stoffwechselfunktionen und der

körperlichen Arbeitsleistung. Sie machen lange satt und fit, füllen vor allem die Glykogenspeicher in Leber- und Muskelzellen auf, sodass nach und nach Glukose ins Blut abgegeben wird. Folge: kein Hunger! Besonders in Getreide, Obst und Gemüse enthalten.

- Kalzium – ein Mineral, unentbehrlich für den Aufbau von Knochen und Zähnen, für Muskeln und Nerven, für die Herztätigkeit, die Dichte der Blutgefäße und für die Blutgerinnung. Besonders reiche Kalziumquellen: Jogurt, Buttermilch, Käse.

Übrigens: Der Körper verwertet Kalzium schlechter, wenn gleichzeitig Speisen mit hohem Oxalsäuregehalt aufgenommen werden (etwa Spinat oder Rhabarber).

Crash-Diäten sind grundsätzlich von Nachteil, sowohl für jede Frau als auch für jeden Mann – bei Babys, die unter diesen Umständen die Brust bekommen, gefährden Crash-Diäten sogar die Gesundheit: Einseitige Ernährung führt zu Mangelerscheinungen. Außerdem gehen die in den Fettpolstern der stillenden Mutter eingelagerten Schadstoffe dabei mit der Milch auf's Baby über.

Auch bei der Still-Diät nehmen Sie sieben Mal am Tag etwas zu sich. Aber die einzelnen »Gänge« sind zum Teil etwas kräftiger

Die neue Grunderkenntnis, dass der Mensch bei mehreren kleinen Portionen pro Tag leichter abnimmt, weil sein Stoffwechsel damit besser klar kommt, gilt natürlich auch für diese Still-Diät. Darum stehen also wie beim Snacking-Programm sieben Einheiten auf der Speisekarte. Und wie beim Snacking-Programm sollten Sie sich auch hier nach dem

hungrig-und-satt-Rhythmus Ihres Babys richten: Sie essen und trinken am besten immer erst dann, wenn das Kleine versorgt ist und Ruhe gibt – Stress würde Ihnen nur den Appetit verderben.
Der wesentliche Unterschied zu unserem Snacking-Programm: Bei dieser Still-Diät gibt es einen genauen Fahrplan für jeden der sieben Tage. Und die eine oder andere Mahlzeit gerät durchaus etwas kräftiger!
Nachstehend liste ich penibel auf, was in welcher Reihenfolge dran ist. Man kann es nicht oft genug wiederholen: Die Still-Zeit fordert Ihren Körper und Sie müssen – wollen, sollen – trotz der Absicht, abzunehmen, bei vollen Kräften bleiben! Bitte nicht vergessen, zwei bis drei Liter Mineralwasser über den Tag verteilt zu trinken.
Und noch ein Hinweis: In der Marginalspalte steht, wann Sie die Mahlzeiten zu sich nehmen sollten. Natürlich können Sie dann und wann auch ein Stündchen schieben …

Mineralwasser ist eine ausgezeichnete Quelle für Mineralien, Spurenelemente, Reinigung und Regeneration. Und nicht zu vergessen – es hat null Kalorien.

Wenn Sie etwas nicht mögen: einfach tauschen!

Die Auswahlmöglichkeiten bei den einzelnen Mahlzeiten dieses 7-Tage-Fahrplans sind groß genug, um persönliche Abneigungen bzw. Vorlieben zu berücksichtigen.
Wenn Sie also partout kein Schweinefilet mit Basilikum-Touch mögen, wie es am 1. Tag mittags vorgesehen ist – kein Problem, dann ziehen Sie eben die Kartoffel-Hack-Pfanne vom 3. Tag vor. Und wer Sanddornsaft hasst (er steht am Spätnachmittag des 2. Tages auf dem Programm), trinkt stattdessen Pfirsichnektar und Sauerkirschsaft, wie für die gleiche Zeit des 4. Tages notiert.
Sie merken schon, Flexibilität heißt die Parole. Und die wirkt auch im umgekehrten Sinne. Falls Ihnen irgendetwas besonders gut mundet, gibt es keinen Grund, dasselbe nicht zwei- oder dreimal innerhalb dieser Woche zu essen oder zu trinken.
Und nun: guten Appetit!

Der erste Tag

1. Tag

Vollkornbrot mit Bündner Fleisch und (nicht oder!) Knäckebrot mit Honig

zwischen 07:00 Uhr und 09:00 Uhr

1 Scheibe Vollkornbrot
1 TL Butter oder
Margarine (evtl. MCT)
50 Gramm Bündner Fleisch
1 Scheibe Knäckebrot
1 TL Honig
Kaffee oder
Tee

- Die Scheibe Vollkornbrot mit Butter oder Margarine bestreichen. Darauf kommt das Bündner Fleisch. Außerdem gibt es eine Scheibe Knäckebrot, nach Wahl mit Butter oder Margarine und Honig.
- Dazu können Sie Kaffee oder Tee wählen.

Geräuchertes Forellenfilet auf Vollkornbrot

zwischen 10:00 Uhr und 11:00 Uhr

1 Scheibe Vollkornbrot
1 TL Butter oder
Margarine (evtl. MCT)
1 Salatblatt
100 Gramm geräuchertes
Forellenfilet
1 Zitronenscheibe
Kerbelblättchen

- Das Vollkornbrot mit Butter oder Margarine bestreichen.
- Darauf kommt das Salatblatt und das geräucherte Forellenfilet.
- Garniert wird mit einer Zitronenscheibe und Kerbelblättchen.

1. Tag

zwischen
12:00 Uhr und 13:30 Uhr

Schweinefilet mit Basilikumsauce

150 Gramm Schweinefilet
1 TL Butterschmalz
1 TL Butter
2–3 EL Instant-Fleischbrühe
2 EL Crème fraîche
einige Basilikumblättchen
Spätzle
¼ Eisbergsalat
ein paar Tomaten- und Gurkenscheiben
1 EL Jogurt
1 TL Zitrone
etwas Süßstoff
Salz und Pfeffer

- Das Schweinefilet in Butterschmalz anbraten. Unter Wenden 10 Minuten weiterbraten. Warm stellen.
- Butter in den Bratfond geben, Brühe zugeben.
- Etwas einkochen lassen. Crème fraîche einrühren. Einige grob geschnittene Basilikumblättchen zugeben.
- Fleisch in Scheiben schneiden und mit der Sauce und gegarten Spätzle anrichten.
- Beilage: Eisbergsalat plus ein paar Tomaten- und Gurkenscheiben wird mit Jogurt, Zitrone, etwas Süßstoff, Salz und Pfeffer angemacht.

zwischen
15:00 Uhr und 15:30 Uhr

Möhrensaft mit Honig

200 ml Möhrensaft
2 EL Honig

- Der Möhrensaft wird mit etwas Honig vermischt und leicht gekühlt getrunken.

1. Tag

zwischen
17:00 Uhr und 17:30 Uhr

Bananenmilch

1 kleine, reife Banane
1 Eigelb
1 TL Honig
1–2 Tropfen flüssiger Vanilleextrakt
500 ml fettarme Milch

- Eine reife Banane pürieren, das Eigelb, den Honig und den Vanilleextrakt zugeben und mit fettarmer Milch auffüllen.
- Leicht gekühlt trinken.

zwischen
19:00 Uhr und 20:00 Uhr

Roastbeefbrot mit Gurkenscheiben

1 Scheibe Vollkornbrot
1 TL Butter oder Margarine (evtl. MCT)
1 Salatblatt
1 Scheibe Roastbeef
4 Gurkenscheiben
Petersilie
Hagebuttentee mit Süßstoff

- Das Vollkornbrot mit Butter oder Margarine bestreichen. Darauf legen Sie erst ein Salatblatt, dann eine Roastbeefscheibe und einige Gurkenscheiben. Etwas Petersilie, fertig.
- Getränkevorschlag: Hagebuttentee mit Süßstoff.

zwischen
22:00 Uhr und 22:30 Uhr

Betthupferl

1 Glas ungesüßter Pfirsichsaft

2. Tag

zwischen
07:00 Uhr und 09:00 Uhr

Der zweite Tag

Vollkornbrot mit Käse und Knäckebrot mit Ei

1 Scheibe Vollkornbrot
2 Scheiben Knäckebrot
10 Gramm Butter oder
Margarine (evtl. MCT)
1 Scheibe Edamer Käse
1 weich gekochtes Ei
Kaffee oder Tee

- Das Vollkornbrot und zwei Scheiben Knäckebrot mit Butter oder Margarine bestreichen.
- Die Brotscheibe mit Käse belegen, das Knäckebrot zum weich gekochten Ei essen.
- Dazu: Kaffee oder Tee.

zwischen
10:00 Uhr und 11:00 Uhr

Gurken-Ananas-Salat

100 Gramm Ananas (aus der Dose)
100 Gramm Salatgurke
etwas Ananassaft
1 EL Öl
1 TL Dill
1 Roggenbrötchen

- Ananas aus der Dose und Salatgurke in Stifte oder Würfel schneiden. Etwas Ananassaft und Dill mit Öl mischen, würzen und unterheben.
- Dazu gibt es ein Roggenbrötchen.

Gebratene Hähnchenkeule mit Eisberg-Kresse-Salat

2. Tag

zwischen
12:00 Uhr und 13:30 Uhr

1 frische Hähnchenkeule (150 Gramm)
125 Gramm Champignons
50 Gramm roher Schinken
1 TL Öl
200 ml Brühe
etwas weißer Pfeffer
Kondensmilch
kleiner Eisberg-Kresse-Salat

- Eine frische Hähnchenkeule abspülen und trockentupfen.
- Putzen Sie die Champignons. Dann den rohen Schinken in sehr feine Streifen schneiden und kurz im Öl dünsten. Die Hähnchenkeule rundherum darin anbraten, dann die blättrig geschnittenen Champignons zugeben.
- Mit etwas Brühe aufgießen, mit weißem Pfeffer würzen, bei mittlerer Hitze etwa 35 Minuten garen. Zum Abschmecken etwas Kondensmilch zugeben.
- Als Beilage eignet sich ein kleiner Eisberg-Kresse-Salat.

Kaffee und Kuchen

zwischen
15:00 Uhr und 15:30 Uhr

2 Stück Marmorkuchen
Kaffee oder Tee mit Milch

- Etwas Marmorkuchen am Nachmittag plus Kaffee oder Tee mit Milch.

2. Tag

zwischen
17:00 Uhr und 17:30 Uhr

Sanddornmilch

125 ml fettarme Milch
2 EL Sanddornsaft
3 EL Sahne

- Fettarme Milch, Sanddornsaft und Sahne gut mixen und leicht gekühlt trinken.

zwischen
19:00 Uhr und 20:00 Uhr

Langusten-Cocktail

150 Gramm Crabmeat
1 abgezogene gewürfelte Tomate
2 EL Jogurt
1 TL Tomatenketchup
Salz, Pfeffer
1 TL TK Dill
1 Scheibe Vollkornbrot
Butter oder Margarine (evtl. MCT)
1 Salatblatt
Sekt

- Crabmeat mit Tomaten mischen. Jogurt, Tomatenketchup, Salz, Pfeffer und tiefgekühlten Dill verrühren und unter die Zutaten heben.
- Das Ganze auf Vollkornbrot, das mit Butter oder Margarine bestrichen und einem Salatblatt belegt wurde, anrichten.
- Wie wär's mit einem Schlückchen Sekt dazu?

zwischen
22:00 Uhr und 22:30 Uhr

Erdbeer-Drink

250 ml fettarme Milch
2 EL Erdbeerkonfitüre

- Fettarme Milch mit Erdbeerkonfitüre mixen.

Der dritte Tag

3. Tag

zwischen
07:00 Uhr und 09:00 Uhr

Knäckebrot mit Leberkäse bzw. Konfitüre

2 Scheiben Vollkorn-Knäckebrot
1 TL Butter oder
Margarine (evtl. MCT)
30 Gramm Leberkäse
1 TL Konfitüre
Kaffee oder
Tee mit Milch

- Das Knäckebrot mit Butter oder Margarine bestreichen. Auf die eine Scheibe kommt Leberkäse, auf die andere Konfitüre.
- Kaffee oder Tee mit Milch dazu.

zwischen
10:00 Uhr und 11:00 Uhr

Avocado gefüllt mit Kräuter-Krabben

1 Avocado
100 Gramm Tiefsee-Krabben
Salz
weißer Pfeffer
1 ½ EL Sahnejogurt
1 EL tiefgekühlte Kräutermischung
1 Knäckebrot
Butter oder Margarine (evtl. MCT)

- Die Avocado halbieren, den Stein entfernen. Die Tiefsee-Krabben mit Salz und weißem Pfeffer würzen, Sahnejogurt und Kräutermischung unter die Krabben heben und alles in die Avocadohälften geben.
- Dazu: Knäckebrot mit Butter oder Margarine bestrichen.

3. Tag

zwischen
12:00 Uhr und 13:30 Uhr

Kartoffel-Hack-Pfanne

150 Gramm Kartoffeln mit Schale
½ rote Paprika
50 Gramm Lauchzwiebeln
75 Gramm Beefsteakhack
1 EL Öl
Salz, Pfeffer
Paprikapulver

- Die Kartoffeln mit Schale garen, danach abgießen und pellen. Paprika und Lauchzwiebeln putzen, klein schneiden. Beefsteakhack in Öl anbraten. Kartoffeln, Paprika und Lauchzwiebeln zugeben, mitbraten.
- Zum Schluss mit Salz, Pfeffer und Paprikapulver würzen.

zwischen
15:00 Uhr und 15:30 Uhr

Obst

1 Stück Obst

- Etwas Obst, zum Beispiel eine Nektarine o. Ä.

zwischen
17:00 Uhr und 17:30 Uhr

Jogurt mit Honig

30 Gramm gehackte Mandeln
Trinkjogurt
Honig
1 Prise Zimt

- Gehackte Mandeln, Trinkjogurt, Honig und eine Prise Zimt werden gut verrührt. Leicht gekühlt trinken.

Kräuter-Tortellini

3. Tag

zwischen
19:00 Uhr und 20:00 Uhr

1 Packung TK-Kräuter-Tortellini
125 ml Milch
125 ml Wasser
¼ Eisbergsalat
Jogurt-Dressing

- Die Kräuter-Tortellini werden mit Milch und Wasser nach Packungsanweisung zubereitet.
- Als Beilage dient Eisbergsalat mit Jogurt-Dressing.

Kräutermilch

zwischen
22:00 Uhr und 22:30 Uhr

3 EL TK Kräuter
Milch
Salz
Pfeffer
1 Spritzer Worcestershire-Sauce
3 EL Trinkjogurt

- Die Kräuter mit Milch, Salz, Pfeffer, einem Spritzer Worcestershire-Sauce und Trinkjogurt gut vermischen. Leicht gekühlt trinken.

Der vierte Tag

4. Tag

zwischen
07:00 Uhr und 09:00 Uhr

Knäckebrot mit Corned Beef bzw. Ei und Tomate

2 Scheiben Knäckebrot
1 TL Butter oder
Margarine (evtl. MCT)
1 Scheibe mit Corned Beef
1 weich gekochtes Ei
1 Tomate
Kaffee oder Tee

- Die Knäckebrotscheiben mit Butter oder Margarine bestreichen. Eine Scheibe mit Corned Beef belegen, die andere wird zum weich gekochten Ei und zur Tomate gegessen.
- Dazu wie immer zum Frühstück: Kaffee oder Tee.

4. Tag

zwischen
10:00 Uhr und 11:00 Uhr

Kiwi-Vanillequark

125 Gramm Speisequark
4 EL Milch
½ Päckchen Vanillezucker
2 Kiwis

- Den Speisequark mit Milch und Vanillezucker verrühren. Kiwis schälen und gewürfelt unter den Quark heben.

zwischen
12:00 Uhr und 13:30 Uhr

Schweineleber mit Blattspinat

300 Gramm Schweineleber
1 TL heißes Butterschmalz
Salz
Pfeffer
1 TL Pflanzenöl
400 Gramm Spinat
1 kleine zerdrückte Knoblauchzehe
1 Vollkornbrötchen

- Schneiden Sie die Schweineleber in breite Streifen und braten Sie sie von beiden Seiten in heißem Butterschmalz 3 Minuten an.
- Dann mit Salz und Pfeffer würzen. Etwas Pflanzenöl erhitzen, den Spinat und eine kleine zerdrückte Knoblauchzehe zufügen. Vorsichtig wenden und zerfallen lassen. Die Leberstreifen darauf anrichten.
- Beilage: ein Vollkornbrötchen.

zwischen
15:00 Uhr und 15:30 Uhr

Eis

Ein Milchspeiseeis nach Ihrer Wahl.

4. Tag

Frucht-Cocktail

zwischen 17:00 Uhr und 17:30 Uhr

200 ml Pfirsichnektar
200 ml Sauerkirschsaft
10 TK Himbeeren

- Pfirsichnektar und Sauerkirschsaft mischen und Himbeeren dazugeben.

Schinkenbrot überbacken

zwischen 19:00 Uhr und 20:00 Uhr

1 Scheibe Roggenmischbrot
1 TL Butter oder Margarine (evtl. MCT)
1 Birne
1 Scheibe gekochter Schinken (30 Gramm)
30 Gramm Edamer Käse

- Das Roggenmischbrot mit Butter oder Margarine bestreichen. Mit gekochtem Schinken und einer in Scheiben geschnittenen Birne belegen.
- Das Ganze wird mit Edamer Käse überbacken.

Apfelmilch

zwischen 22:00 Uhr und 22:30 Uhr

250 ml fettarme Milch
5 EL Apfelmus
1 TL Honig

- Fettarme Milch, Apfelmus und Honig gut verrühren.

5. Tag

zwischen
07:00 Uhr und 09:00 Uhr

Der fünfte Tag

Müsli mit Apfel und Orange

1 Scheibe Knäckebrot
½ TL Butter
1 gestrichener EL kernige Haferflocken
4 EL Vollmilch
1 Apfel
1 Orange
1 EL gehackte Haselnüsse

- Das Knäckebrot mit Butter bestreichen.
- Für das Müsli die Haferflocken mit Vollmilch verrühren.
- Dann einen Apfel in Stücke schneiden, unterheben. Eine Orange schälen, die Filets in Stücke schneiden und dazugeben.
- Das Müsli mit Haselnüssen bestreuen.

zwischen
10:00 Uhr und 11:00 Uhr

Krabben-Salat

200 Gramm Krabben
Dill
Salz
Pfeffer
2 EL Öl
1 Spritzer Zitronensaft

- Den Dill waschen, die kleinen Zweige vom Stängel abzupfen und klein hacken.
- Krabben mit Dill, etwas Salz, Pfeffer und Öl verrühren.
- Abschließend mit Zitronensaft beträufeln.

Kartoffel-Omelette

150 Gramm Kartoffeln
50 Gramm Lauchzwiebeln
1 Ei
1 EL Wasser
Salz
Pfeffer
½ Bund Schnittlauchröllchen
1 TL Öl

- Garen Sie die Kartoffeln, anschließend pellen und in Scheiben schneiden.
- Lauchzwiebeln putzen, waschen und klein schneiden. Das Ei mit Wasser, Salz, Pfeffer und Schnittlauchröllchen verquirlen.
- Kartoffeln und Lauchzwiebeln in Öl anbraten, das Ei darüber geben. Einen Deckel auflegen und alles bei schwacher Hitze stocken lassen.

5. Tag

zwischen
12:00 Uhr und 13:30 Uhr

Jogurt

Ein Sahnejogurt zum Genießen.

zwischen
15:00 Uhr und 15:30 Uhr

Nougatmilch

250 ml fettarme Milch
2 TL Honig
15 Gramm Nougatmasse

- Fettarme Milch, Honig und Nougatmasse bis zum Schmelzen erhitzen.
- Warm trinken.

zwischen
17:00 Uhr und 17:30 Uhr

5. Tag

zwischen
19:00 Uhr und 20:00 Uhr

Käsebrot mit Weintrauben

1 Scheibe Vollkornbrot
1 TL Butter oder Margarine (evtl. MCT)
1 Salatblatt
100 Gramm Tilsiter Käse in Scheiben (30 Prozent Fett)
100 Gramm Weintrauben

- Die Scheibe Vollkornbrot mit Butter oder Margarine bestreichen, ein Salatblatt darauf legen. Den Käse schuppenförmig darüber legen.
- Mit Weintrauben garnieren.

zwischen
22:00 Uhr und 22:30 Uhr

Traubensaft mit Minze

200 ml Traubensaft
1 Prise Salz
geriebene Muskatnuss
1 Zweig Minze

- Der Traubensaft wird mit einer Prise Salz und etwas geriebener Muskatnuss gemischt und anschließend mit Minze gekrönt.

6. Tag

zwischen
07:00 Uhr und 09:00 Uhr

Der sechste Tag

Vollkornbrot mit Kräuterquark

1 Scheibe Vollkornbrot
1 TL Butter
1 EL Sahnequark
Kräuter der Saison
Salz und Pfeffer
1 Scheibe Knäckebrot
Konfitüre
125 ml ungesüßter Birnensaft

- Das Vollkornbrot mit Butter und mit Sahnequark – gewürzt mit Kräutern, Salz und Pfeffer – bestreichen. Zusätzlich gibt es noch eine Scheibe Knäckebrot mit Konfitüre.
- Als Getränk kommt diesmal Birnensaft auf den Frühstückstisch.

6. Tag

Obst

zwischen
10:00 Uhr und 11:00 Uhr

1 Aprikose

1 Scheibe Vollkornbrot
Butter

- Eine Aprikose oder eine Scheibe Vollkornbrot mit Butter.

Kartoffelsuppe

zwischen
12:00 Uhr und 13:30 Uhr

150 Gramm Kartoffeln
125 Gramm Kohlrabi
50 Gramm Lauchzwiebeln
250 ml Gemüsebrühe

1 TL Crème fraîche
1 Geflügelwürstchen
½ Bund Petersilie

- Schälen und waschen Sie die Kartoffeln und den Kohlrabi. Putzen und waschen Sie die Lauchzwiebeln. Gemüse klein geschnitten in Gemüsebrühe 10 Minuten garen, pürieren.
- Dann die Crème fraîche unterrühren. In die Suppe geben Sie das Geflügelwürstchen, in Scheiben geschnitten.
- Petersilie hacken und darüber streuen.

Zwieback

zwischen
15:00 Uhr und 15:30 Uhr

Einen Zwieback mit Butter.

6. Tag

zwischen
17:00 Uhr und 17:30 Uhr

Flocken-Drink

250 ml Vollmilch
1 gehäufter EL Schmelzflocken

- Die Milch mit den Schmelzflocken gut durchmischen und sofort trinken. (Schmelzflocken sind Haferflocken, die besonders bearbeitet wurden und schneller schmelzen.)

zwischen
19:00 Uhr und 20:00 Uhr

Chefsalat

1 hart gekochtes Ei
30 Gramm Edamer Käse (30 Prozent Fett)
30 Gramm gekochter Schinken
einige Blätter Kopfsalat
3 EL Magerjogurt
1 TL Tomatenketchup
1 EL Salatmayonnaise
Salz, Pfeffer

- Das Ei kochen und abkühlen lassen. Den Edamer Käse in Stifte schneiden. Den Schinken würfeln. Das Ei in Scheiben schneiden. Kopfsalatblätter auf einem Teller ausbreiten und darauf die gemischten Salatzutaten geben.
- Jogurt, Tomatenketchup, Salatmayonnaise, Salz und Pfeffer verrühren und über den Salat geben.

zwischen
22:00 Uhr und 22:30 Uhr

Avocado-Sahne-Mix

250 ml fettarme Milch
½ EL Sahne
1 Avocado
Gewürze

- Die Milch und die Sahne mischen.
- Die Avocado entsteinen und schälen. Das Fruchtfleisch pürieren, mit der Milch mixen und mit den Gewürzen leicht abschmecken.

Der siebte Tag

7. Tag

zwischen
07:00 Uhr und 09:00 Uhr

Spiegelei mit Speck

1 Scheibe Vollkornbrot
1 TL Butter oder Margarine (evtl. MCT)
2 Scheiben Frühstücksspeck
1 Spiegelei
100 Gramm Salatgurke
1 fettarmer Jogurt mit Früchten (150 Gramm)
Kaffee wahlweise Tee

- Das Vollkornbrot mit Butter oder Margarine bestreichen. Frühstücksspeck in einer Pfanne glasig braten, beiseite legen.
- In dem Speckfett ein Spiegelei braten.
- Dazu gibt's etwas Salatgurke und einen Früchtejogurt.
- Kaffee oder Tee nach Belieben.

zwischen
10:00 Uhr und 11:00 Uhr

Tomatenbrot

1 Scheibe Knäckebrot
1 TL Butter oder Margarine (evtl. MCT)
Kresse
Salz
Pfeffer
1 Tomate, in Scheiben geschnitten

- Das Knäckebrot mit Butter oder Margarine bestreichen und mit Tomatenscheiben belegen.
- Mit Salz, Pfeffer und Kresse bestreuen.

7. Tag

zwischen
12:00 Uhr und 13:30 Uhr

Heilbuttschnitte mit Kartoffeln und Gemüse

3 mittelgroße Kartoffeln
200 Gramm Heilbuttkotelett
1 Möhre
2 Zucchini
1 TL zerlassene Butter
Salz, Pfeffer
2 Spritzer Zitronensaft
½ Tasse Brühe

- Kochen Sie die Kartoffeln. Dann säubern Sie das Heilbuttkotelett.
- Möhre und Zucchini putzen, waschen und in dünne Streifen schneiden. Das Gemüse in zerlassener Butter andünsten und mit Zitronensaft würzen.
- Dazu gießen Sie Brühe und setzen den Fisch darauf. Zugedeckt etwa 10 bis 12 Minuten dünsten.

zwischen
15:00 Uhr und 15:30 Uhr

Zwieback mit Konfitüre

2 Zwiebäcke
10 Gramm Butter
1 TL Konfitüre nach Wahl
1 Tasse Kaffee oder Tee mit Milch
Süßstoff

- Bestreichen Sie die Zwiebäcke mit Butter und Konfitüre nach Wahl.
- Dazu trinken Sie Kaffee oder Tee mit Milch und Süßstoff.

zwischen
17:00 Uhr und 17:30 Uhr

Jogurt mit Johannisbeersaft

1 Becher Sahnejogurt
5 EL schwarzer Johannisbeersaft

- Den Sahnejogurt mit schwarzem Johannisbeersaft mischen und gut gekühlt trinken.

Schinkenbrot mit Kiwi-Scheiben

1 Scheibe Vollkornbrot
1 TL Butter oder
Margarine (evtl. MCT)
1 Salatblatt
100 Gramm Lachsschinken
1 geschälte, in Scheiben
geschnittene Kiwi
1 Glas Hagebuttentee
Süßstoff

- Das Vollkornbrot mit Butter oder Margarine bestreichen. Darauf das Salatblatt plus Lachsschinken legen. Mit der Kiwi garnieren.
- Passendes Getränk: Hagebuttentee mit Süßstoff.

7. Tag

zwischen
19:00 Uhr und 20:00 Uhr

Buttermilch-Honig-Drink

250 ml Buttermilch
2 EL Honig

- Die Buttermilch und den Honig gut mischen und sofort trinken. Danach schläft man auch gut …

zwischen
22:00 Uhr und 22:30 Uhr

Übrigens: Als alternative Zwischendurch- und Betthupferl-Köstlichkeiten eignen sich natürlich auch all jene Vital-Drinks, die ich Ihnen auf Seite 73 vorgestellt habe. Falls Sie einen der Vorschläge in diesem Still-Diät-Fahrplan mal nicht so toll finden sollten …

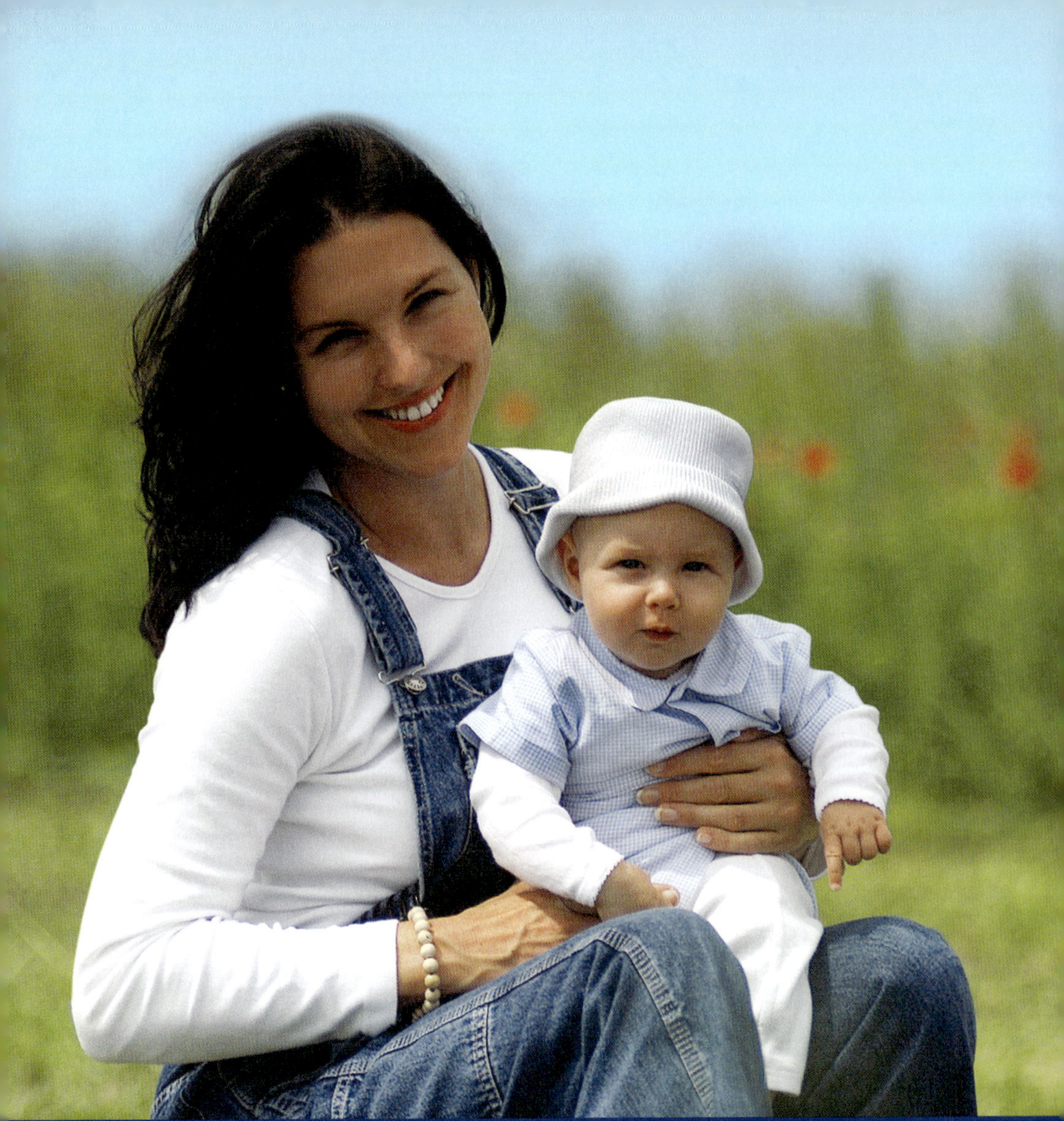

Problemzonen-Gymnastik: Wie ein sanftes Body-Training das Snacking unterstützt und gegen den »Babyspeck«hilft

Nach einer Schwangerschaft wirkt der Körper »irgendwie ausgeleiert«. Fast alle Mütter empfinden das so und nennen die Dinge darum ganz unverblümt beim Namen. Die Natur ist zwar darauf programmiert, sich quasi in Selbsthilfe wieder auf Normalmaß zu reduzieren, aber das dauert seine Zeit und klappt in den meisten Fällen auch nur bedingt, vor allem dann, wenn man in den neun Monaten dummerweise wirklich für zwei gefuttert hat oder gar schon mit Übergewicht in die Schwangerschaft gestartet ist – ganz zu schweigen von Ess-Sünden in der stressigen Anfangszeit mit dem Baby.

Und nun ist alles zu spät?

Von wegen. Denn wenn Sie unser Snacking-Ernährungsprogramm durchziehen und es mit einer gezielten Problemzonen-Gymnastik unterstützen – davon wird in diesem Kapitel ausführlich die Rede sein –, ist die Chance auf eine »Wiedergeburt« Ihrer guten Figur hervorragend. Abnehmen im größeren Stil setzt schon im »normalen Leben« voraus, dass Diät und Bewegungs-Training parallel stattfinden – nach einer Schwangerschaft geht es gar nicht anders.

Darum geht es jetzt auch los!

Regelmäßige Bewegung fördert die Sauerstoffaufnahme durch die Zellen und erleichtert den Abtransport von schädlichen Stoffwechselschlacken.

Schlaffer Bauch und Hängebusen – die Krise der »verpfuschten Figur«

Die einen sprechen von »ganz schön rund«, wobei »schön« wohl eher das Gegenteil meint, die anderen sagen schlicht und ergreifend »wabbelig«, wenn sie sich beschreiben. Je nach Grad der Verzweiflung ist auch oft von »verpfuschter Figur« die Rede, und immer geht es um den »Babyspeck« und seine Folgen.

»Vor drei Jahren habe ich Clemens bekommen«, schildert Hannelore Sterziner, 33, ihr Dilemma. »Danach dauerte es mehr als zwei Jahre, bis ich mit Ach und Krach drei Kilo runter hatte. Und was passierte? Ich wurde wieder schwanger! Die Quälerei mit der Gewichtsabnahme saß

Ab Seite 114 erfahren Sie, wie man dem Brustmuskel trotz aller Widrigkeiten doch noch auf die Sprünge helfen kann.

mir noch so in den Knochen, dass ich diesmal eigentlich schon während der Schwangerschaft höllisch aufpassen und kein Gramm mehr als nötig zunehmen wollte.«

Hannelore Sterzinger bekam leider Stress mit ihrem Mann. »Ich war streckenweise ziemlich down, und wenn ich down bin, muss ich essen, klar, was dabei herauskommt: Bei der Geburt wog ich nicht die angestrebten elf oder zwölf Kilo mehr, sondern fast 30. Mein Arzt war dem Wahnsinn nahe! Ich bin's jetzt: Töchterchen Amanda ist ein echter Wonneproppen – genau wie ich. Wobei man sagen muss: Ich bin nicht bloß rund, ich bin fett! Ich habe einen Bauch wie im siebten Monat. Und meine Brüste? Die sind seltsamerweise geschrumpft. Die kommen mir vor wie Pflaumen, und hängen tun sie außerdem.« Hannelore Sterzinger streicht ihrer kleinen Amanda über den Kopf und sagt: »Dies liebe kleine Ding. Ich weiß, ich müsste jubeln. Aber ganz ehrlich: Ich bin todunglücklich, wenn ich an mir runtergucke.«

Was passiert, wenn die vertikalen Bauchmuskeln auseinander gehen

Natalie Wehmeier schaut nie an sich herunter. »Und vor einen Spiegel trete ich erst dann«, bekennt die 42-jährige Erstgebärende, »wenn die Schwabbelei um Bauch und Hüfte ein Ende hat. Oder sagen wir mal realistischerweise: wenn sie zumindest wieder ein erträgliches Maß erreicht hat.« Die Arztfrau weiß genau, dass die vertikalen Bauchmuskeln während der Schwangerschaft auseinander gehen, einige Zentimeter üblicherweise, bei ihr waren es wohl über zehn. Von selbst zusammenziehen werden sie sich dagegen maximal um fünf Prozent. »Vielleicht wär's anders gelaufen, hätte ich meinen Max schon vor zehn Jahre geboren, aber vor zehn Jahre gab's noch nicht den richtigen Vater dafür, claro?«

Bei Helma Hansen, 33, ist die Geburt der Tochter Violett gerade sechs Monate her. Sie hatte nach drei Monaten abgestillt und gehofft, ihren

Busen so halbwegs in Schuss zu halten. »Meine Brüste waren immer das Tollste an mir. Richtig sexy. Aber damit ist es vorbei. Die werden nie wieder so!«

Inzwischen weiß Helma Hansen genau: »Ich will Implantate. Sie kosten zwar einige Tausende, stimmt. Nur, ich kenn' mich doch. Mit einem Hängebusen tue ich all das nicht mehr, was mir so viel Spaß macht: Sauna, schwimmen, oben ohne am Strand liegen. Ich krieg' noch einen Psycho-Knacks, und eine gute Mutter bin ich dann bestimmt auch nicht mehr, oder?«

Warum der Busen oft der »Looser« ist

In der Schwangerschaft werden die Brüste schon relativ früh schwerer und voller. Viele Frauen (und Männer) finden sie in dieser Zeit besonders attraktiv. Doch nach der Geburt und vor allem nach der Stillzeit ist die ganze Pracht meist dahin: Das Fett- und Bindegewebe, von Milchdrüsen und Milchkanälen verdrängt, benötigt länger, um die Brust wieder aufzupolstern. Was wohl geformt und fest war, ist kleiner und weicher geworden – die Brusthaut, die neun Monate lang mitwachsen musste, bildet sich viel langsamer als das Brustgewebe zurück …

»Ich will nicht, dass mein Mann in Zukunft das Licht im Bett ausmacht«

Harald Schmitt, 42, kann die Unzufriedenheit seiner Frau Marianne überhaupt nicht verstehen. »Sie beklagt sich mindestens einmal am Tag über ihren schlaffen Bauch, über Schwangerschaftsstreifen, die nicht verschwinden, über Cellulite an den Oberschenkeln. Mein Gott, die Gute ist Mitte dreißig, da kommt so was halt, auch ohne Kinderkriegen! Mich stört das kein bisschen, ehrlich!«

Gattin Marianne glaubt ihm kein Wort. »Ich will nicht, dass Harald in Zukunft das Licht ausknipst, wenn wir uns lieben. Ich will es auch um meinetwillen nicht! Man muss nicht einfach aufgeben, wenn der Body nach der Schwangerschaft schlapp macht. Das ist das Normalste der Welt. Ich setze jetzt aber alles daran, meinen Körper wieder aufzupäppeln. Das bin ich mir schuldig. Mein Sohn Henning soll später mal stolz auf seine knackige Mutter sein. Und ich weiß, man kann durch Gymnastik viel erreichen, wenn man systematisch vorgeht. Harald wird Augen machen!«

Die Spuren einer Schwangerschaft lassen sich zu einem hohen Prozentsatz beseitigen. Regelmäßige Gymnastik ist eine einfache und effektive Methode.

Jede Schwangerschaft hinterlässt Spuren. Sie können die Spuren beseitigen. Jedenfalls zu 90 Prozent …

Selbst wenn man die Schwangerschaft, die Geburt und die erste Zeit danach figürlich halbwegs »unbeschädigt« überstanden hat – und es gibt ja sogar Frauen mit einer Art Stretch-Body, der sich zu dehnen und zurückzubilden scheint wie ein Gummiband – ein paar Blessuren bleiben zunächst zwangsläufig: Der Busen ist weicher und schlaffer als zuvor, der Bauch ist dicker oder zumindest vorgewölbt, die Taille objektiv nicht mehr so schlank wie noch vor neun Monaten. Und Oberschenkel und Po (auch hier wurde die Haut während der Schwangerschaft ja erheblich gedehnt) weisen vielleicht trotz intensiver Pflege während der Schwangerschaft hinterher andere Umfänge und womöglich auch vermehrt Orangenhaut auf.

Dennoch: Dass die eher Dünnen ebenfalls nachgeburtliche Figur-Ärgernisse beklagen, vermag die eher Dicken keineswegs zu trösten, im Gegenteil: »Deren Probleme möcht' ich haben!«, sagen sie und empfinden sich prompt als doppelt gestraft, weil bei ihnen ja gleich alles zusammenkommt: strapaziertes Gewebe plus Übergewicht. Wie soll die Figur denn erst aussehen, wenn die aufpolsternden Pfunde verschwunden sind – noch schlaffer?

Bevor die Gymnastik beginnt: Atmen Sie richtig?

Im Schnitt holt der Mensch 16 Mal in der Minute Luft, das sind 26 000 Luftzüge am Tag. Stellen Sie sich vor, Sie könnten Ihre Atmung lediglich um zehn Prozent verbessern, dann würde Ihre Lunge jährlich fast eine halbe Million Liter Luft zusätzlich aufnehmen – die Körperzellen wären besser mit Sauerstoff versorgt, Ihr ganzes Vitalsystem bekäme einen Power-Schub ohnegleichen.

Folgende kleine Übungen optimieren Ihre Atemtechnik:

- Gerade hinstellen, die Hände auf Höhe des Unterbauchs ineinander verschränken, Handinnenflächen nach oben. Einatmen: Die Hände gehen langsam bis zum Brustbein hinauf. Ausatmen: Handinnenflächen umdrehen, Arme und Hände ebenso langsam dehnen.
- Die Arme und Hände bleiben gedehnt, wandern langsam hoch bis über den Kopf – jetzt ist die Einatmung am intensivsten. Anschließend Arme senken und dabei ruhig ausatmen.
- Sie legen sich auf den Rücken und deponieren einige Bücher auf dem Brustbein. Der Gewichtsdruck hilft dabei, tiefer auszuatmen – wichtig, um verbrauchte Luft möglichst rückstandslos loszuwerden. Nun nehmen Sie ein Buch nach dem anderen weg: die Brustkorbatmung wird immer freier und leichter. Diese Übungen wiederholen Sie am besten jeden Tag, bis Sie selbst spüren, wie sich Ihre Atmung intensiviert hat.

Übrigens: Wer viel durch die Nase Luft holt, pusht auch die Zwerchfellatmung, und die wiederum trainiert den Zwerchfellmuskel, der zwischen Brust- und Bauchhöhle sitzt und bei jedem Atemzug die Organe »massiert«. Sie erleben ein gesteigertes Wohlbefinden.

Keine Sorge. Die Natur hat die menschliche Außenhülle Gott sei Dank derart elastisch konzipiert, dass auf Dauer niemand unförmig bleiben muss. Allerdings hat die Natur zugleich auch vorgesehen, dass unser Körper nach einer Schwangerschaft durchaus ein kleines bisschen anders beschaffen ist als vorher. Der sehr verständliche Wunsch vieler, man könne seinen körperlichen Zustand einfach wie in einer Zeitmaschine exakt auf »Start« zurückdrehen, bleibt leider Illusion. 90 Prozent sind unter Umständen zu schaffen. Und eigentlich ist das schon auch gut so.

Leben heißt Veränderung …

Die Waage, die nicht nur Ihr Gewicht, sondern auch den Körperfettanteil anzeigt

Auf das vernünftige Verhältnis von Muskelmasse zu Fett und Wasser im Körper kommt es an, sagen die Experten, und darum testen immer mehr Fitness-Studios beim Check für Neueinsteiger den so genannten Körperfettwert. Ist der zu hoch, bestehen gesundheitliche Risiken.

Aber was heißt »zu hoch«? Bei einer Frau zwischen 30 und 40 Jahren wäre ein Körperfettanteil von 20 bis 25 Prozent normal – eine gute Zielvorgabe, wenn Sie jetzt mit Snacking & Problemzonen-Gymnastik starten wollen. Und ins Fitness-Studio müssen Sie auch nicht extra, um den Körperfett-Check zu machen. Längst werden Waagen für den Hausgebrauch angeboten, die das genauso gut können: Dabei geht ein minimaler Stromimpuls von Kontaktflächen unter den Füßen aus durch den Körper. Wegen der unterschiedlichen elektrischen Leitfähigkeit des Fettgewebes und der Muskelmasse kann die Waage sofort unterscheiden, was was ist. Vorm Wiegen muss man nur Größe, Alter und Geschlecht eingeben.

Lust auf noch einen Test? Hier ist die »Waist-to-hip-ratio«

Die »Waist-to-hip-ratio« – das Verhältnis von Taillen- zu Hüftumfang – kann in den ersten Monaten nach der Geburt kein vorrangiges Thema sein, darüber sind wir uns einig. Aber:
Für viel, viel später mag dieses Messinstrument zur »Feststellung der tatsächlichen Körpersituation« (Ernährungsphysiologen-Deutsch) seinen Reiz haben, denn die »Waist-to-hip-ratio« gibt schlicht Auskunft darüber, ob die Proportionen stimmig sind.
Wie es funktioniert? Ganz einfach: Taillen- und Hüftumfang werden ausgemessen, anschließend teilt man die erste durch die zweite Zahl. Angenommen, es handelt sich um 60 bzw. 90 Zentimeter, dann käme ein Wert von 0,66 dabei heraus. Sie müssten schon ein Model sein, um mit solch einer Relation aufzuwarten. Wenn Ihr Wert irgendwann mal unter 0,85 liegt: Kompliment. Unsere Problemzonen-Gymnastik soll ein bisschen beim Erreichen dieses Zieles helfen.

Wenn Sie Ihren Taillen- durch Ihren Hüftumfang teilen und dann eine Zahl, die kleiner als 0,85 ist, herausbekommen, dann kann man nur gratulieren.

Ein bisschen »fast-so-feeling« braucht der Mensch

Damit wir uns in Sachen Gymnastik nicht missverstehen: Der Appell, die Abnehm-Bemühungen nach der Schwangerschaft durch ein moderates, aber sehr gezieltes Turn-Programm zu unterstützen – und darum geht es ja im nächsten Kapitel –, hat keineswegs nur mit der Optik zu tun.
Nach den 40 Wochen der Schwangerschaft und den Strapazen der Geburt brauchen die meisten Frauen ganz dringend (und ganz eigennützig) die Rückbesinnung auf jenes ursprüngliche Körpergefühl, das ihnen in schlanken Zeiten vertraut war. Auch wenn die Figur objektiv nie mehr so sein wird wie vor dem Kinderkriegen – okay, akzeptiert –, ein bisschen »fast-so-feeling« möchte schon sein, richtig? Und wenn's nur für die Seele ist.

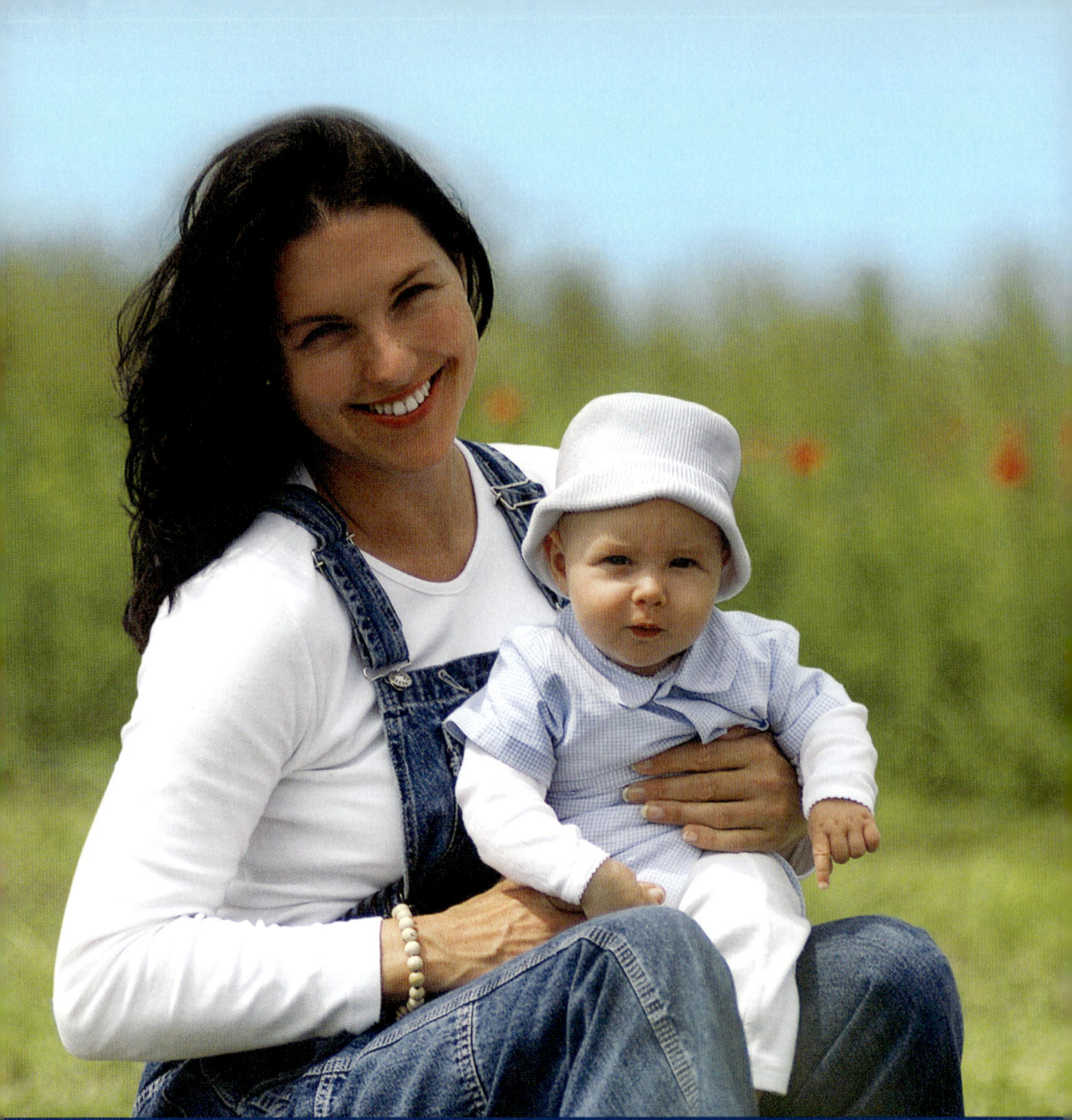

Der Kick mit dem Kissen.

Sechs Übungen für jeden Tag.

Kinderleicht, aber unglaublich effektiv

Sie können ins Fitness-Studio gehen und sich abrackern. Feine Sache. Aber haben Sie in den ersten Monaten nach der Geburt wirklich die Zeit und den Mumm dazu? Eben. Darum ist die Problemzonen-Gymnastik auch ganz bewusst so unkompliziert und so wenig aufwändig wie nur irgend möglich angelegt. Sie brauchen ein Kissen und den festen Willen, es mit ihm aufzunehmen, Sie brauchen täglich ein paar Minuten Zeit und den energischen Vorsatz, das Ganze mindestens drei Monate lang durchzuhalten – das ist alles.

Letztes Aufflackern von Widerstand? »Ich renn' doch rund um die Uhr durch die Wohnung, mein Baby hält mich doch pausenlos auf Trab, der Haushalt, das Einkaufen, mein Mann – ist das nicht Bewegung genug?« Natürlich ist das Bewegung genug. Aber die falsche. Um bestimmte Muskelgruppen zu stärken, gedehnte Hautschichten zu straffen, eine allgemeine Body-Elastizität zurückzugewinnen und die neue Art der Ernährung nach dem Snacking-Prinzip effektiv zu unterstützen, kommen Sie um wirklich gezielte Körper-Aktionen einfach nicht herum!

**»Der erste Grundsatz des Erfolgreichen lautet: Beweglichkeit.«
(Anonymus)**

Fünf verschiedene Body-Typen – die Problemzonen-Gymnastik ist für alle da!

Wir sind uns einig, dass man ungeachtet der bisher angestellten Vorher-Nachher-Überlegungen eines keineswegs vergessen darf: Die allein selig machende Wunsch-Figur gibt es nicht!

Schauen Sie sich um. Ihre beste Freundin hat zwar zarte Arme und Beine, aber Hüften wie … na, lassen wir das. Die Nachbarin beneidet Sie wegen Ihrer schmalen Taille, aber die Schultern sind eigentlich zu breit, oder? Und Ihre Mutter sah schon als junges Mädchen im Prinzip so aus wie heute: oben schmal, dafür wird sie in Richtung Po und Oberschenkel immer ausladender. Was lehrt uns das?

Man unterscheidet tatsächlich fünf verschiedene Body-Typen: die Birnenform, die Apfelform, die Spargelform, die Erdnussform, die Möhrenform. Ist einfach so. Die Kategorie, in die man hineingeboren wird, lässt sich nicht austauschen. Es sei denn, Sie geraten einem Schönheitschirurgen in die Finger … Ansonsten muss man mit gezieltem Training versuchen, das Beste draus zu machen. Mehr dazu auf Seite 109 ff.

Halten wir also fest: Sie spezialisieren sich erst später, wenn das Ärgste geschafft und Land in Sicht ist – jetzt in der Phase der grundsätzlichen Gewichtsabnahme und Figurstraffung nach der Schwangerschaft sind die Übungen für alle gleich!

Und noch eine Vorbemerkung.

Die Problemzonen-Methode soll nicht etwa die klassische Rückbildungs-Gymnastik ersetzen, die vielfach schon im Wochenbett begonnen wird. Sie soll auch keineswegs Ihr forciertes Beckenboden-Training überflüssig machen, das ich bereits auf Seite 18 erläutert habe. Beides unterstützt sehr früh den natürlichen Prozess der Wiederherstellung normaler weiblicher Verhältnisse, um es mal etwas vornehm auszudrücken.

Beginnen Sie mit der Gymnastik erst, wenn Sie sich körperlich wieder einigermaßen fit fühlen. Wenn es ziept, sofort aufhören.

Mit beiden Beinen auf dem Boden oder auf einer Gymnastik-Matte?

Wie gesagt: Die Problemzonen-Gymnastik ist bewusst super schlicht angelegt. Sie können alle Übungen auf dem Wohnzimmerteppich machen. Wenn es Ihnen bei Übung 5 und 6 auf dem Boden zu hart sein sollte, legen Sie einfach eine Decke drunter. Und hinterher ruhen Sie sich auf dem Kissen, mit dem Sie üben, aus, okay? Eine richtige Gymnastik-Matte ist nicht vonnöten.

Die Problemzonen-Gymnastik beginnt erst, wenn Sie sich wieder einigermaßen okay fühlen – das gilt nach einem Kaiserschnitt natürlich im besonderen Maße –, und hat eine andere, zusätzliche, eigene

Aufgabe: Sie unterstützt Ihr Snacking-Essprogramm durch einfache, leichte, trotzdem effektive Body-Übungen, damit Sie Ihre Ärgernis-Pfunde möglichst easy loswerden. Nicht mehr und nicht weniger. Wetten, dass das Ganze bei aller Zielorientierung auch eine Menge Spaß bringt? Denn: Während der Schwangerschaft und nach der Geburt werden Sie gespürt haben, wie sehr sich Ihre Körper-Statik verändert hat – jetzt kann sich jeder Muskel endlich wieder auf sich selbst besinnen. Mit dieser Gymnastik ein herrliches Gefühl!

Fangen Sie bitte sofort an. Und steigern Sie sich Woche für Woche

Wichtig, wie gesagt, ist: täglich üben. Und: Die Reihenfolge der Übungen nicht verändern. In der ersten Woche wiederholen Sie jede Übung fünfmal, in der zweiten Woche sechsmal, in der dritten siebenmal, in der vierten achtmal. Ab dem zweiten Monat sind zehn bis 30 Wiederholungen drin, ab dem dritten steigern Sie die Zahl ganz nach Wohlbefinden und Belieben. Ob Sie dabei Musik hören, an Ihren Liebsten denken oder von Kleidergröße 38 träumen – up to you.

Übung 1

Stärkt die Beinmuskulatur, macht den Schultergürtel beweglicher, regt den Kreislauf an, steigert die Kondition.

Stellen Sie sich mit leicht gegrätschten Beinen gerade hin und halten Sie das Kissen mit ausgestreckten Armen nach oben. Nun gehen Sie in die Kniebeuge – aber Achtung: die Fersen bleiben dabei auf dem Boden – und schwingen die Arme samt Kissen durch die Beine nach hinten. Anschließend kommen Sie wieder hoch und strecken die Arme samt Kissen nach oben hin aus. Alle Bewegungsabläufe finden langsam, ohne Hektik, statt.

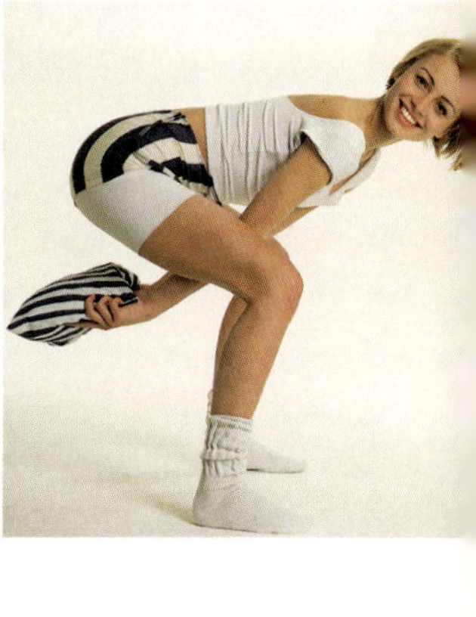

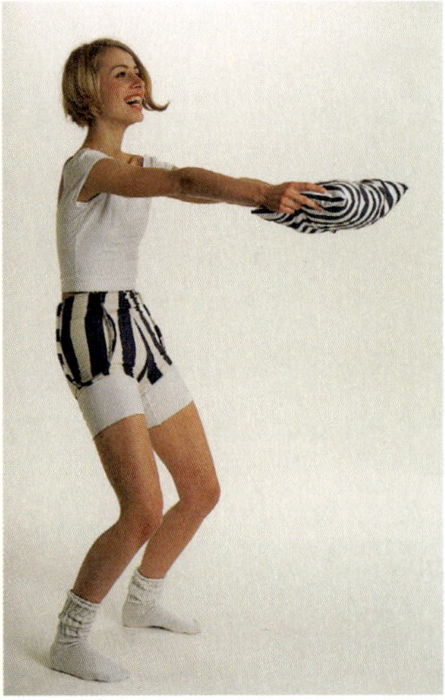

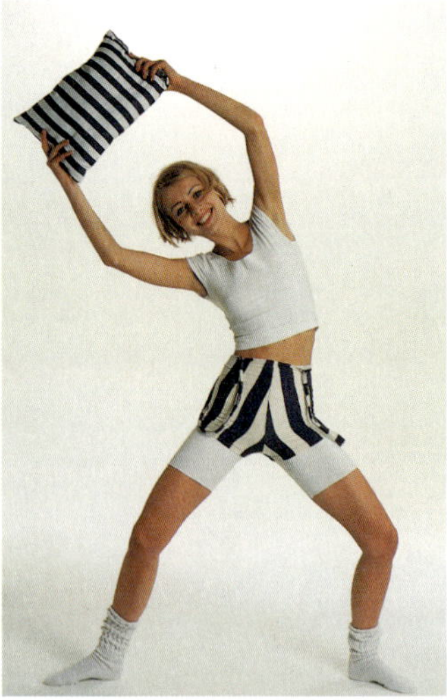

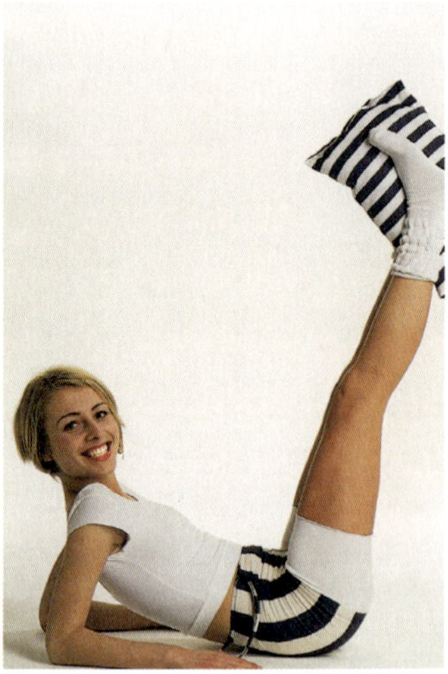

Übung 2

Festigt die Beinmuskulatur und bringt den Kreislauf in Gang.

Stellen Sie sich – möglichst aufrecht – in die Grätschposition, halten Sie das Kissen mit ausgestreckten Armen in Brusthöhe, so als wollten Sie's jemand anderem andienen.

Dann gehen Sie in die Kniebeuge (ohne die Fersen vom Boden zu nehmen) und kommen langsam wieder hoch.

Übung 3

Trainiert die schräge Bauchmuskulatur, also die Taille.

Wieder in der Grätsche gerade hinstellen. Die Arme nach oben ausstrecken, das Kissen halten Sie dabei mit beiden Händen. Jetzt beugen Sie die Knie und neigen den Oberkörper zunächst zur rechten, dann zur linken Seite.

Wichtig: Die Bauchmuskeln dabei fest anspannen!

Übung 4

Stärkt die gerade Bauchmuskulatur, strafft die Bauchdecke und die Oberschenkel.

Sie legen sich zunächst auf den Rücken und kommen dann mit dem Oberkörper hoch, stützen sich dabei mit den Unterarmen ab. Das Kissen wird am Boden zwischen beide Füße genommen und festgehalten. Nun heben Sie beide Beine hoch, halten diesen Zustand kurz und senken die Beine wieder langsam ab. Beim Heben müssen Sie ausatmen!

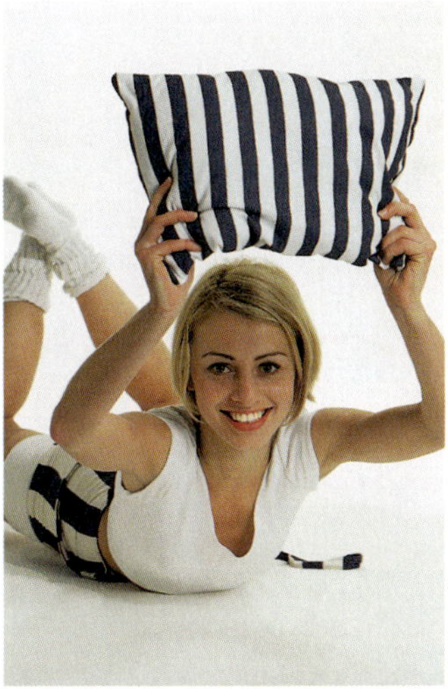

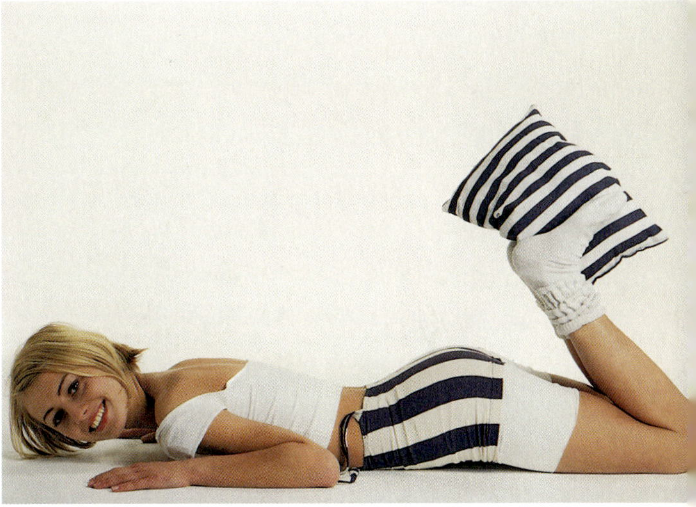

Übung 5

Trainiert die Rückenmuskulatur, dient der allgemeinen Beweglichkeit.

Sie liegen immer noch flach auf dem Bauch, das Kissen vor Augen. Nun winkeln Sie die Beine an und strecken die Arme aus, nehmen das Kissen in beide Hände und beginnen, den Oberkörper langsam zu heben und zu senken.

Achtung: Am Anfang werden Sie ein paar Probleme haben, vorn hochzukommen. Trotzdem nicht verzagen – das geht allen so.

Übung 6

Festigt den Po.

Legen Sie sich diesmal flach auf den Bauch und fassen Sie das Kissen quasi im Blindflug mit den Füßen. Dann im Wechsel die Unterschenkel beugen und strecken – die Pomuskeln werden fest angespannt.

Übrigens: Das Kissen darf dabei nicht zwischen den Füßen rausrutschen …

Bauch, Taille, Po, Beine, Rücken okay – aber was ist mit dem Busen?

Solange Sie stillen (und das tun schließlich 85 Prozent aller frisch gebackenen Mütter) bleibt der Busen gym-technisch tabu!

Und um ehrlich zu sein: Auch danach sind die Chancen, ihn durch clevere Übungen neu zu stylen, deutlich geringer als bei allen anderen Problemzonen unseres Körpers. Das hat einen simplen Grund: Die Brüste müssen ohne eigene Muskeln durchs Leben kommen!

1500 Milchdrüsen, Binde- und Fettgewebe, drumherum Haut – mehr hat der oftmals schönste Teil des weiblichen Bodys nicht zu bieten. Und wenn in den Magazinen davon die Rede ist, man möge doch gefälligst seinen Brustmuskel auf Trab bringen, dann ist jenes Teil gemeint, das drunterliegt und als Halteband zwischen Hals, Schulteranfang und Brust dient, zugleich aber auch die Arme nach vorn und zur Mitte bewegt und die Kraft zum Strecken derselben liefert – speziell für die Brüste ist das gute Stück aber keineswegs zuständig.

Ein übergroßer Hängebusen kann operativ verkleinert werden. Es werden drei verschiedene Lifting-Methoden angeboten.

Immer mehr Mütter holen sich ihren neuen Busen vom Beauty-Chirurgen

»Die einzige Möglichkeit, das Aussehen der Brust dauerhaft zu verändern«, sagt der plastische Chirurg Dr. Eugen Herndl, »ist eine Operation.« Herndl sagt aber auch, man möge diesen Eingriff am besten erst dann vornehmen lassen, wenn man kein weiteres Kind mehr wolle, weil eine neuerliche Schwangerschaft den Operationserfolg zunichte machen könne. Drei Methoden werden vor allem angeboten:

- Das Lifting – bei dieser Bruststraffung entfernt der Operateur einen Teil der überschüssigen Haut. Die Brustwarzen werden allerdings nicht vom Drüsengewebe abgetrennt, sodass die Stillfähigkeit erhalten bleibt. Der Busen wirkt nach dem Lifting straffer und voller.

- Die Reduktionsplastik – mit ihr lässt sich der Busen insgesamt verkleinern. Die Schnitte erfolgen wie beim Lifting, allerdings zieht der Chirurg diesmal nicht einfach nur die Haut zusammen, er entfernt vorher auch Brustdrüsengewebe.
- Die Augmentationsplastik – hier wird der Busen mit künstlichen Einlagen vergrößert. Die Implantate (etwa die zeitweise umstrittenen Silikongel-Kissen oder aber Prothesen, gefüllt mit Kochsalzlösung, Polyurethan, Hydrogel bzw. Plasmaexpander) lassen sich auf zweierlei Art platzieren: unter dem Brustmuskel – dann kommt dabei eine eher kleine, allenfalls durchschnittlich große Brust heraus; auf dem Brustmuskel – dann können die Brüste auch üppiger werden, weil an dieser Stelle einfach mehr Platz für größere Implantate ist.

Alle drei Eingriffe werden unter Vollnarkose vorgenommen.

Trotzdem vermag der Brustmuskel etwas zu bewirken: Durch regelmäßige Übungen wölbt er sich mittelfristig stärker vor, was die Brüste letztlich besser stützt und höherstehend wirken lässt. Um das zu forcieren, bieten sich folgende zwei Übungen an (nur zur Erinnerung: nicht ausprobieren, wenn Sie noch stillen):

Soft-Liegestütz

Sie knien sich hin, beugen den Oberkörper nach vorn und stützen sich mit den Händen ab. Dann legen Sie die Beine über Kreuz und heben sie an. Nun geht's los: Ellenbogen einknicken, den Brustkorb wie in Zeitlupe bis kurz über den Boden absenken und anschließend genauso langsam wieder hochdrücken. Der Rumpf bleibt dabei gerade.

Diese Übung machen Sie anfangs nur wenige Male, später steigern Sie sich bis auf 20-mal.

Busen-Hanteltraining

Jeder gute Sport-Mediziner wird es bestätigen: Mit Hanteln werden Übungen besonders für die Oberkörpermuskulatur deutlich effizienter. Für den Busen schaffen Sie sich lediglich Kurzhanteln an (Gewicht: ein bis maximal drei Kilo) und machen Folgendes: auf den Rücken legen, Beine anwinkeln. Dann nehmen Sie in jede Hand eine Hantel und strecken die Arme seitlich aus, winkeln die Ellenbogen an. Hanteln anheben. Arme parallel hochstrecken, anschließend zur Seite und bis zum Boden absenken, erneut anheben. Achten Sie darauf, dass die Handgelenke und die Unterarme immer eine gerade Linie bilden und nicht etwa abknicken!

Starten Sie vorsichtig, um Muskelkater zu vermeiden. Sind Sie erst einmal gut im Training, wiederholen Sie das Ganze ruhig 20- bis 30-mal.

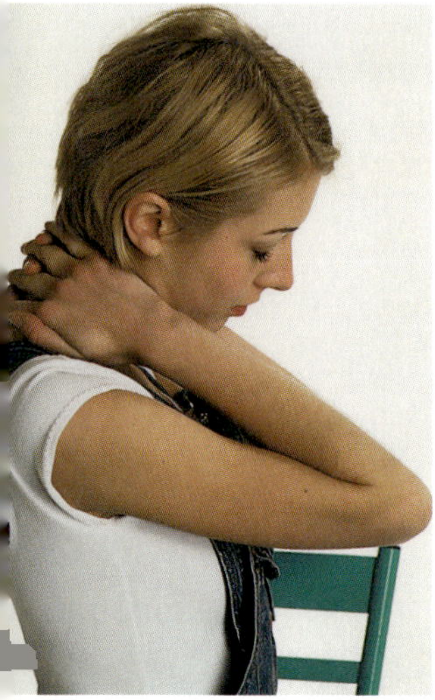

Stress schlägt nicht nur auf den Magen, sondern führt auch zu Verspannungen.

Mal eben zwischendurch: Wenn der Nacken spannt

Bei all den Aktivitäten, die Sie als frisch gebackene Mutter entwickeln müssen, wäre es ein Wunder, wenn nicht ab und zu der Stress zuschlägt und Sie mit verspanntem Nacken reagierten. Dann hilft Folgendes:

- Hals- und Nackenmuskeln fest anspannen. Die gefalteten Hände um den Hals legen und die Ellenbogen zurücknehmen.
- Den Kopf mit den Händen vorsichtig nach vorn drücken, dabei die Ellenbogen mit nach vorn ziehen.
- Einige Sekunden so verharren. Wieder entspannen. Das Ganze noch einmal durchführen.

Das erweiterte Bauch-Beine-Po-Programm: Was Sie tun können, um die Kissen-Gymnastik im Laufe der Zeit zu ergänzen

Die Problemzonen-Gymnastik mit dem Kissen klappt mittlerweile wie im Schlaf? Und Sie fühlen sich schon deutlich fitter als am Anfang, sodass jetzt ruhig die eine oder andere Zusatz-Aktivität draufgesattelt werden kann, um den Hautstraffungs-Effekt zu verstärken?
Gut, dann probieren Sie dieses:

Macht den Bauch flacher

Finden Sie beim Training Ihren eigenen Rhythmus. Vertrauen Sie auf Ihr Gefühl.

Auf den Rücken legen, die Knie anwinkeln, aber die Fußsohlen flach auf dem Boden lassen. Beide Hände werden hinter dem Kopf verschränkt, die Ellenbogen zeigen dabei nach außen. Jetzt stellen Sie den linken Fuß auf das rechte Knie, heben Kopf und Schulter leicht an und ziehen den rechten Ellenbogen langsam diagonal so weit es geht zum Knie hin. Anschließend folgt ein Seitenwechsel. Ruhig mehrfach wiederholen.
Natürlich gibt es bei dieser Übung auch noch eine andere Version, die fürs Erste vielleicht sogar leichter gelingt: Ebenfalls auf den Rücken legen, Beine heranziehen, bis ein 90-Grad-Winkel entsteht. Hände wieder hinter dem Kopf verschränken. Und nun – nur mit Hilfe der Bauchmuskeln – Kopf und Oberkörper bis zu den Schultern vom Boden heben und die Position einen Augenblick halten. Dann mehrfach wiederholen.
Wenn Sie's hinkriegen, dürfen Sie davon ausgehen, dass die Kissen-Gymnastik tatsächlich schon Einiges gebracht hat.

Macht die Beine fester

Kennen Sie noch das gute alte Seilspringen? Inzwischen heißt es »Skipping« und ist höllisch angesagt. Fünf Minuten täglich reichen bereits, um die Beinmuskulatur zu kräftigen und eventuell vorhandener Oberschenkel-Cellulite den Kampf anzusagen. Im Übrigen kurbelt Seilspringen die Fettverbrennung tüchtig an. Sie brauchen natürlich abfedernde

Turnschuhe (haben Sie vermutlich sowieso im Schrank) und die richtige Seillänge. Die ermitteln Sie ganz einfach, indem Sie sich auf die Mitte des Seils stellen – reichen die Griffe bis zur Taille: ideal.

Toll für einen gut geformten Oberschenkel ist auch folgende Übung: Auf den Rücken legen, linkes Bein anwinkeln, rechtes Bein schön langsam strecken und mit fest angezogenen Zehen anheben, bis es senkrecht aufragt. Diese Spannung halten Sie ein paar Sekunden lang, dann wird das Bein langsam wieder gesenkt – aber nur bis kurz über den Boden! Halten! Anschließend gibt's einen Seitenwechsel. Die Übung machen Sie bei regelmäßigem Training nach einer Woche jeweils zwei Dutzend Mal.

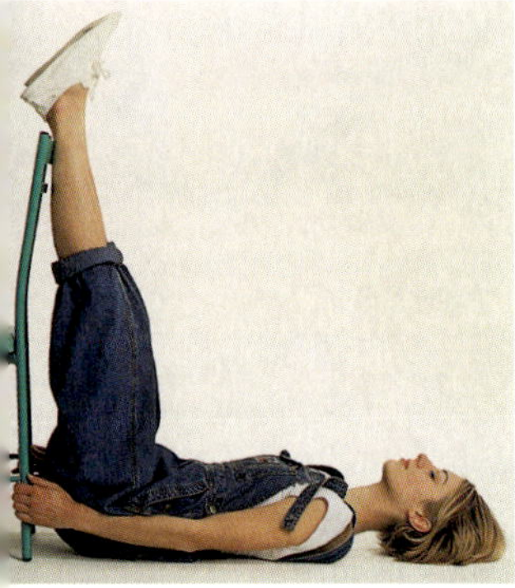

Schwere Beinen kann man entlasten, indem man sie senkrecht gegen eine Wand oder einen Stuhl hochhebt.

Mal eben zwischendurch: Wenn die Beine schwer wie Blei sind

Und wenn die Beine schwer sind, weil der Kreislauf bockt? Auch dafür eine kleine Sofortmaßnahme:

- Vor einem Stuhl (oder einer Wand) auf den Rücken legen, die Beine senkrecht hochheben und gegen den Stuhl (oder die Wand) lehnen. Ruhig ein- und ausatmen.
- Zwei, drei Minuten lang sollten Sie in dieser Position verweilen.

Macht den Po wieder knackig

Die einfachste Übung zur Straffung des Pos können Sie überall und jederzeit zelebrieren: Die Pobacken kräftig zusammenkneifen und die Spannung zehn, 20 Sekunden halten. Das geht einem so in Fleisch und Blut über, dass man's nach einer Woche fast schon automatisch tut.

Die andere Übung sollte man wohl besser nur zu Hause veranstalten: Auf alle Viere gehen, sich also mit den Händen auf dem Boden abstützen. Linkes Bein mit gespitzten Zehen in Pohöhe nach hinten ausstrecken – der Rücken bleibt dabei vollkommen gerade. Nun langsam den Unter-

schenkel um 90 Grad anwinkeln und die Zehen dabei anziehen. Position halten, dann mehrmals leicht nach oben ziehen. Anschließend wird das Bein wieder gestreckt und abgesenkt. Dasselbe machen Sie nun auch mit dem rechten Bein. Wiederholungen? So oft Sie mögen.
Außerordentlich positiv wirkt sich auch diese Übung aus:
Einen großen Schritt nach vorn machen. Die Hände auf den Po legen, das Becken nach vorn kippen, Oberkörper aus der Taille nach oben, Schulter dagegen runterziehen. Nun das hintere Knie tief absenken. Wichtig: Beim vorderen Bein die Ferse etwas vor oder unter dem Knie stehen lassen, das hintere Bein wieder strecken.
Am besten machen Sie diese Übungen mehrmals nacheinander und wechseln dabei jeweils das linke und das rechte Bein.

Fett verbrennen, Muskeln aufbauen

Warum kann der Körper zu viel Fett am Bauch, Po oder sonst wo eigentlich nicht direkt in Muskeln verwandeln? Weil das zwei unterschiedliche Gewebearten sind. Das Fett aber lässt sich durch regelmäßiges Training verbrennen (in Energie umsetzen), und gleichzeitig werden brachliegende Muskeln dabei aktiviert, indem sie verstärkt Sauerstoff aus dem Blut aufnehmen, eine lang gestreckte Form bekommen und so die Haut straffen. Am besten geht das durch Ausdauer-Training. Mehr darüber erfahren Sie bei den »Body-Typen« auf den nächsten Seiten.

Was immer auf diesen Seiten an Übungen für die einzelnen Körperregionen vorgeschlagen wird – Häufigkeit, Intensität, Perfektion der Ausführung – ist nicht in Stein gemeißelt. Machen Sie alles so, wie es Ihre Zeit und Kondition erlauben, und denken Sie immer an den Lustfaktor. Nur was wirklich Spaß bereitet, macht Sinn. Sich quälen gilt nicht!

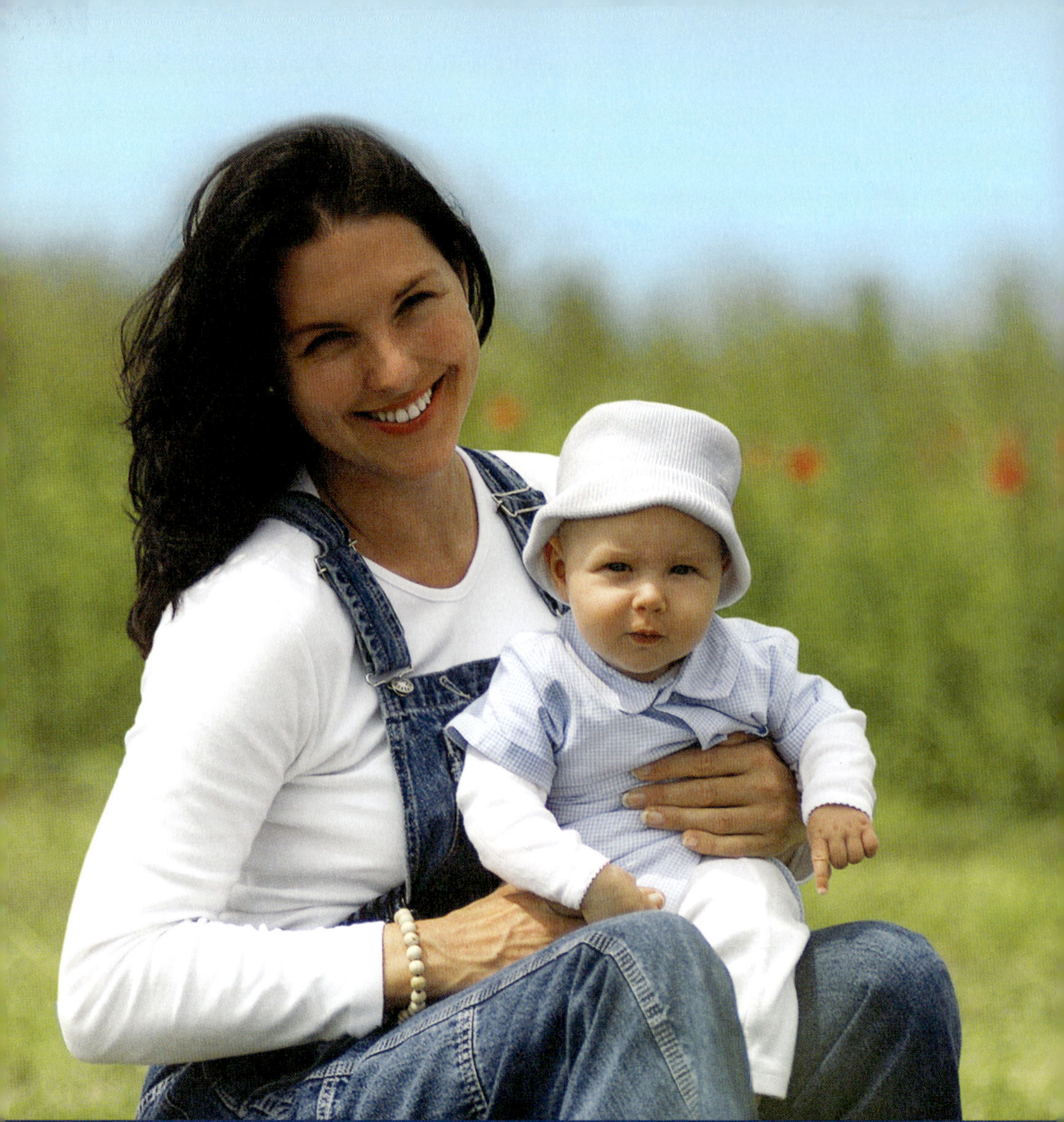

Von der Birnen- bis zur Möhrenform: Es gibt fünf Body-Typen – und für jeden Typ gibt es das Ideal-Konzept

Das Leben ist ungerecht: Unsere ganzen attraktiven weiblichen Formen – Brüste, Po, Hüften, Schenkel – verdanken wir nun ausgerechnet jenem Körperfett, das mit Beginn der Menstruation aufgebaut wird, also mit 20 Jahren genau an den richtigen Stellen sitzt, dann aber im Lauf der Zeit gnadenlos ins Rutschen gerät, wenn man nichts dagegen unternimmt!
Spätestens mit 30 Jahren vergrößern sich die in der Jugend angelegten Fettdepots, die weiblichen Formen werden dadurch leider ausladender. Mit 40 wandern die Fettpolster liebend gern in Richtung Bauch, Taille und Hüften – sogar auch dann, wenn man gewichtsmäßig nicht nennenswert zugelegt hat.
Immerhin: Noch ist die Figur durch gezieltes Gymnastik- und Konditionstraining (Laufen, Radfahren u. a.) zu retten. Mit 50 aber sorgt der einsetzende Fettabbau dafür, dass Brüste und Po schlaffer werden. Der Bauch wölbt sich vor. Gute Haltung, vor allem aber der Aufbau stützender Muskeln, sind nun viel wichtiger als Diäten.
Alles klar?
Überhaupt nicht.
Denn die naturgewollte Fettverteilung bei Frauen im Lauf der Jahrzehnte ist ja nur die eine Seite der Medaille – die andere Seite ist, dass jede Einzelne von uns von vornherein ein persönliches »Form-Tief« hat, sprich: Birnenform, Apfelform etc.

Jede von uns hat von der Natur ihr persönliches »Form-Tief« bekommen. Das richtige Fitness-Konzept hilft.

Haben Sie schon wieder genug Kondition – und Zeit?

Wie weiter vorn angesprochen, kann man seinen indivuellen Body-Typus nicht grundsätzlich verändern. Fitness-Programme, und seien sie noch so optimal, sind allenfalls die Basis. So verstehe ich die Problemzonen-Gymnastik.
Eines ist doch klar: Eine Übung, die dem hageren Typ auf Dauer gut tut, mag jedoch für eine mollige Frau mit dicken Schenkeln nach einer gewissen Zeit wiederum völlig überflüssig sein.

Kein Grund zum Verzagen. Es gibt fünf verschiedene Body-Typen, und für jeden Typ gibt es das ideale Body-Styling-Konzept. Das setzt allerdings erst ein, wenn man sich als frisch gebackene Mutter mit Hilfe unserer Kissen-Übungen und des anschließenden Bauch-Beine-Po-Programms konditionell so weit stabilisiert (und zeitlich arrangiert) hat, dass auch Trainingseinheiten zum Beispiel im Fitness-Studio und sportliche Aktivitäten im Freien möglich werden.

Sport erhöht Ihr Selbstwertgefühl und sorgt dafür, dass Sie sich besser fühlen.

Body-Typ »Birnenform«: So pushen Sie sich obenherum

Das leidige Fett folgte den Gesetzen der Schwerkraft und hat sich gezielt in Po und Oberschenkeln angesiedelt – Sie haben also schmale Schultern und üppige Hüften.

- Empfehlung: Drei- bis viermal pro Woche Konditionstraining, um Fett abzubauen. Und zusätzlich zweimal Krafttraining zum Wohle der Körperform.
- Im Haus: 15 Minuten täglich das Springseil in die Hände nehmen. Die Fettverbrennung wird angekurbelt, die Kondition massiv verbessert. Konzentrieren Sie sich auf die Bauch-, Beine-, Po-Übungen unserer Problemzonen-Gymnastik. Guter Ausgleich für den schmalen Oberkörper: Hanteltraining.
- Im Studio: Nur Soft-(Low-Impact-)Aerobic. Wenn Sie an den Gewichten arbeiten wollen: im Unterkörperbereich leichte Gewichte, sonst werden zu viele Muskeln aufgebaut und man sieht untenherum noch kräftiger aus. Am Oberkörper setzen Sie dagegen mittlere bis schwere Gewichte ein. Ziel: Muskelstimulation, damit die Proportionen insgesamt optisch ausgeglichener wirken.
- Im Freien: Ausdauertraining wie Jogging, Walking, Ballspiele. Geübte benutzen beim Laufen bzw. schnellen Gehen Hanteln oder Gewichtsmanschetten, um den Oberkörper zu kräftigen. Vermeiden Sie beim

Joggen oder Walken starke Steigungen bzw. starkes Gefälle, weil dabei nur die verkehrten Muskeln gepusht werden – die an den Beinen nämlich, was die Body-Proportionen ungünstig beeinflusst.

Pulsfrequenz: 180 minus Lebensalter

Trainieren Sie regelmäßig und ausdauernd – unter dreimal 30 Minuten pro Woche macht das Ganze wenig Sinn, denn erst dann funktioniert das Abnehmen. Genauso wichtig: Checken Sie Ihr persönliches Fitness-Tempo. Das lässt sich mit der Formel »Pulsfrequenz 180 minus Lebensalter« unkompliziert errechnen. Ab dieser Marke beginnt der Körper, Fettreserven zu verbrennen. Anfangs zu anstrengend? Dann rechnen Sie nochmals zehn Prozent runter. Wie und wo Sie den Puls messen? Per Fingerdruck leicht oberhalb des inneren Handgelenks.

Grundsätzlich gilt: Steigern Sie sich allmählich. Wer völlig untrainiert daherkommt, tut gut daran, ganz soft zu starten, um Muskel- und Bänderverletzungen auszuschließen und das Herz an den neuen Rhythmus zu gewöhnen. Eine leichte Reck-und-Streck-Aufwärmphase von fünf Minuten ist die beste Empfehlung.

Body-Typ »Apfelform«: Am besten raus an die frische Luft

Fett und Muskeln setzen sich mit Vorliebe an Bauch, Taille und rund um die Hüfte ab. Die Folge: Arme und Beine wirken im Verhältnis zum Rumpf fast zu dünn.

- Empfehlung: viermal die Woche ein gemischtes Training – an einem Tag für die Kondition gut eine halbe Stunde lang, am nächsten Tag nur 20 Minuten, dafür anschließend noch zehn Minuten Krafttraining.

- Im Haus: Tanzen (Lieblings-CD auflegen!), eventuell auch Trampolinspringen (es gibt runde Mini-Trampolins in jedem Kaufhaus), sodass überschüssiges Fett schnell verbrannt wird. Wenn möglich, zusätzlich Arme und Beine mit leichten Gewichten trainieren.
- Im Studio: Speckkiller-Programme bitte – Stepp-Aerobic o. Ä. An den Kraftmaschinen wählen Sie leichte bis mittlere Gewichte gleichermaßen für Ober- und Unterkörper. Ein zusätzliches Bauchtraining stimuliert die dortige Muskulatur und strafft schlaffe Hautpartien.
- Im Freien: Damit die Pulsfrequenz hochgeht (sonst ist nix mit Fettverbrennung), sollten Sie lange und gleichmäßige Aktivitäten wie Walking, Jogging, Inline-Skating, Radfahren oder Schwimmen favorisieren. Wobei Letzteres den Vorteil hat, dass Arme und Beine besonders gefordert werden, was wiederum Ihrer Apfelform-Figur zugute kommt.

Body-Typ »Spargelform«: Wie man muskelmäßig zulegt

»Schmal und zart« lautet hier die Beschreibung – unrealistisch, weil man nach Schwangerschaft und Geburt alles andere als dünn ist? Vergessen wir nicht, dass es durchaus Mütter gibt, die erstaunlich schnell ihre Vorher-Maße zurück haben und durch den Stress der Baby-Anfangszeit sogar mehr abnehmen, als ihnen lieb sein dürfte.

- Empfehlung: Bei wenig Muskeln, die auch noch relativ gleichmäßig verteilt sind, bietet sich ein intensives Fitness-Training von viermal 30 Minuten pro Woche an.
- Im Haus: Gut ist alles, was das Herz-Kreislauf-System stärkt, von Seilspringen bis Hula-Hoop. Hinzu käme ein leichtes Hanteltraining für den gezielten Muskelaufbau.

  Um zu prüfen, ob's schon etwas bewirkt hat, probieren Sie nach einigen Wochen den guten alten Liegestütz.

- Im Studio: Aerobic gehört ja nach wie vor zu den Standards im Fitness-Center – Sie können jede Art machen, egal, ob Low- oder High-Impact. Für Ihren Muskelaufbau täte ein komplettes Krafttrainings-Programm gut, aber sehr schwere Gewichte sollten Sie meiden, Ihr eher zarter Körperbau ist darauf einfach nicht eingerichtet.
- Im Freien: As you like it – ob Schwimmen oder Rudern, Skifahren oder Ballspielen, sämtliche Sportarten, die Kondition und Kraft trainieren, sind für Sie richtig.

Body-Typ »Erdnussform«: Räumen Sie dem Fun-Faktor Vorrang ein

Stellen Sie sich Ihren individuellen Trainingsplan zusammen, und achten Sie darauf, dass er Spaß macht.

Mit »Erdnussform« ist nicht die besonders kleine, sondern die besonders kurvenreiche Figur gemeint – oben und unten rundet es sich, dazwischen deutet sich durchaus eine Taille an.

- Empfehlung: Weil es hier »bloß« um Gewichtsabbau und gleichmäßige Festigung der Proportionen geht, sollte man dem Fun-Faktor Vorrang einräumen.
- Im Haus: Tanzen, hüpfen, springen, was halt Spaß macht und zum Schwitzen bringt und somit Fett verbrennt. Zwei- bis dreimal pro Woche. Ansonsten: die Problemzonen-Gymnastik fortsetzen.
- Im Studio: Low-Impact-Aerobic, Jazz-Dance, Konditions-Training. Der Straffungserfolg an den Kraftmaschinen ist am größten, wenn Sie mit leichten Gewichten und vielen Wiederholungen arbeiten. Meiden Sie schwere Gewichte, weil sonst zu viel neue Muskelmasse entsteht, was optisch noch kurviger macht.
- Im Freien: Ausdauer-Sportarten wie Jogging, Walking, Radfahren oder Langlauf eignen sich gut, weil sie den Puls hochbringen und so optimal Fett verbrennen. Mountainbiking, Bergwandern o. Ä. lassen Sie lieber sein. Diese Sportarten bauen Muskeln für Ihre Figurverhältnisse zu extrem auf.

Wie viel Kalorien verbrauchen die verschiedenen Aktivitäten?

Diese oft gestellte Frage ist eigentlich gar nicht so wichtig – wichtig ist der körperliche Effekt, der dabei letztlich herauskommt. Im Übrigen liegen die Werte relativ dicht beieinander. Hier die vier populärsten Aktivitäten:

- Schwimmen verbraucht 240 Kalorien pro Stunde. Schon zweimal die Woche reicht mittelfristig, um so Bauch, Busen, Taille und Arme in Bestform zu bringen. Vorteil: Schwimmen belastet weder die Wirbelsäule noch die Gelenke.
- Joggen verbraucht 300 Kalorien pro Stunde. Zweimal wöchentlich durch Wald und Flur zu laufen reicht, um die Herzkapazität zu steigern, den Stoffwechsel zu beschleunigen, die Bein-, Po- und Bauchmuskeln zu trainieren.
- Radeln verbraucht 220 Kalorien pro Stunde (bei 16 km/h = 55 Tritt-Umdrehungen in der Minute). Bei 20 km/h (= 80 Umdrehungen/Minute) sind es sogar 345 Kalorien. Wenn Sie jeden zweiten Tag im mittleren Tempo (gleichmäßig!) unterwegs sind, profitieren Schenkel und Po unübersehbar vorteilhaft davon.
- Trimmen verbraucht 300 Kalorien pro Stunde. Die verschiedenen Aktivitäten auf dem Trimmpfad steigern das Kraftpotenzial, die Geschicklichkeit sowie Beweglichkeit und bringen das Herz-Kreislauf-System auf Touren.

Body-Typ »Möhrenform«: Wie wär's mit Treppenflitzen?

Relativ ausladende Schultern, wenig Taille, schmale Hüften – das Gewicht wird bei diesem Typ obenherum zugelegt, hüftabwärts geht es eher schmal zu, insgesamt möhrenmäßig eben.

- Empfehlung: Fitness-Training zur Steigerung von Kondition und Kraft zwei- bis dreimal die Woche, jeweils etwa 30 bis 40 Minuten lang.
- Im Haus: Treppen rauf und runter rennen! Wenn keine vorhanden sind: der Ministepper tut's auch. So trainieren Sie neben der Kondition auch besonders die Beinmuskeln, die ja vermutlich ein bisschen unterentwickelt sind. Hinzu kommen die Problemzonen-Übungen für Beine und Po.
- Im Studio: Lassen Sie sich ein intensives Krafttraining für die Unterkörperpartie maßschneidern, um die Proportionen insgesamt zu verbessern. Ansonsten sind Stepp- und Hip-Hop-Tänze, Aerobic, sogar Ballett okay.
- Im Freien: Alles, was die Bein- und Po-Muskulatur aufpeppt, also Joggen, Walken, Skilanglaufen, Inline-Skaten, Ballsportarten sowieso. Handgewichte sind beim Laufen tabu, weil sie – ebenso wie z. B. Rudern – Ihre möhrenartige V-Form nur verstärken.

Welche Sportart mögen Sie? Oberstes Gebot ist nicht die Kalorienzahl, die Sie verbrauchen, sondern der Spaß, den Sie beim Sport haben.

Das Physioband macht Gymnastik noch effektiver

Viele der Problemzonen-Übungen, von denen hier laufend die Rede war, lassen sich durch ein simples Hilfsmittel optimieren. Es heißt Physio- oder Theraband, wird in unterschiedlichen Ausführungen und Stärken angeboten und kostet im Sportfachhandel nur ein paar Euro. Um Muskelkater zu vermeiden, sollten Sie natürlich mit einem relativ weichen Exemplar anfangen.

Die Wirkweise: Bei den Übungen arbeiten die Muskeln gegen einen dehnbaren Widerstand und werden so nachhaltiger gestärkt. Anders als bei dem guten alten Expander, kann man mit diesem Sportband praktisch jede einzelne Muskelpartie gezielt ansprechen, eben auch die typischen Problem-Regionen wie Oberarme und Bauch.

Das Handling wird meist in einer Informationsschrift zum Band erklärt.

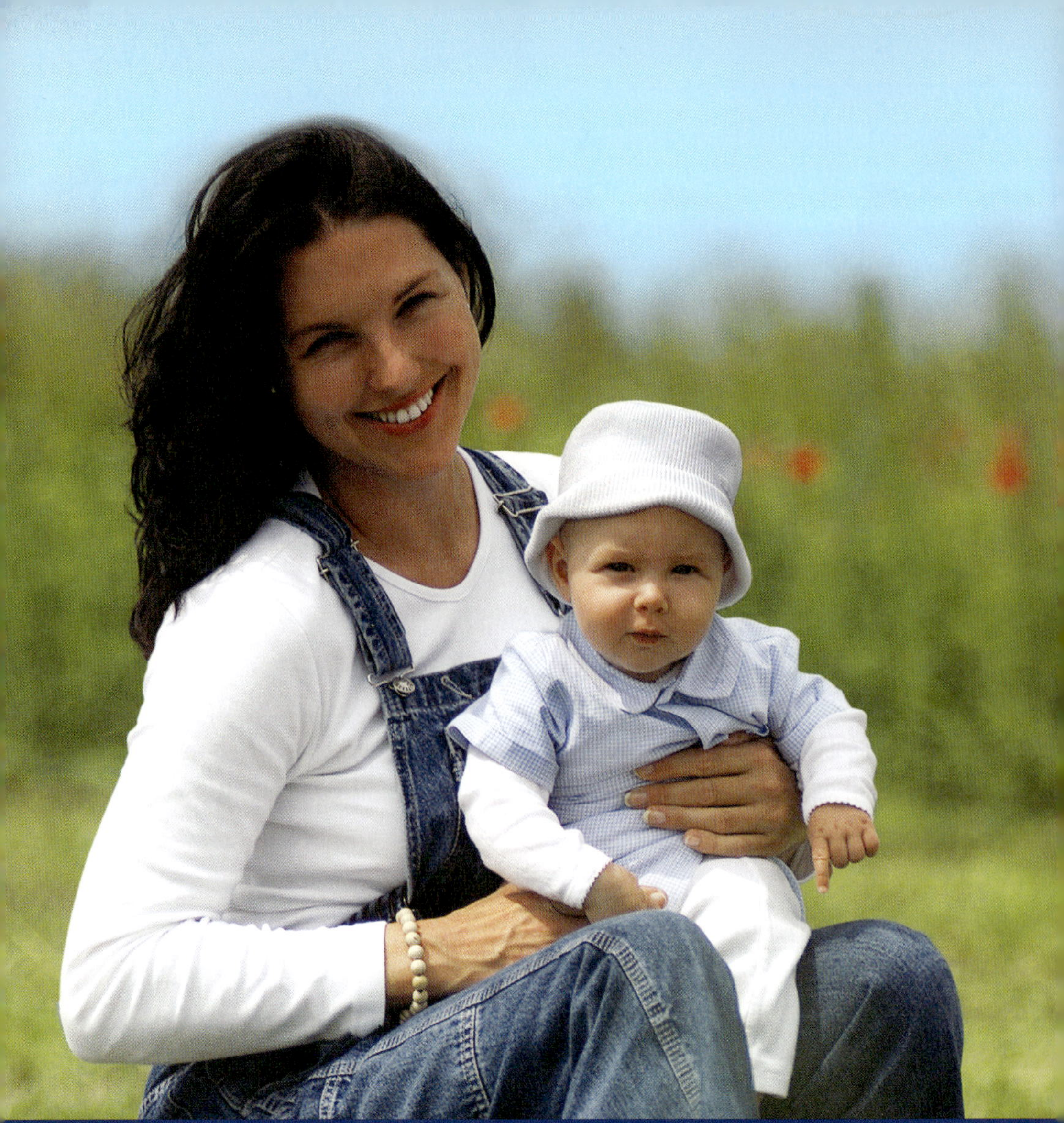

Frische-Flash für Ihre Haut:
Die beste Pflege (und Selbstmassage)
für Busen, Bauch, Beine & Co.

Alles läuft prima: Die Snacking-Diät mit ihren sieben Mini-Mahlzeiten pro Tag hält, was sie verspricht – Sie nehmen deutlich ab und spüren gleichzeitig, wie der Energieverlust nach der Geburt endlich stoppt und neue Power in Ihnen keimt. Außerdem macht die tägliche Kissen-Gymnastik jede Menge Spaß und beginnt den Body genau dort zu straffen, wo er es am nötigsten hat – den Problemzonen geht's an den Kragen.

Nun wird es höchste Zeit, der Haut bei ihrer Erholung zu helfen. Der »Schrumpfungsprozess« im Wochenbett und danach hat sie bis an den Rand ihrer Leistungsfähigkeit gefordert. Im Übrigen ist die Haut durch die Hormonumstellung trockener geworden. Und weil sich Ihre Aufmerksamkeit ja zunächst voll und ganz auf das süße Wesen an Ihrer Seite konzentrieren musste, bestand bislang vermutlich kaum eine Chance, mal an eigene Beauty-Belange zu denken, richtig?

Nennen wir die Dinge also ruhig beim Namen: Ihre Haut ist ziemlich daneben! Aber das lässt sich in kurzer Zeit ändern. Schließlich finden Sie in diesem Buch nicht nur das »Spezial-Diät-Programm« für Mütter, die stillen, sondern auch das Pflegeprogramm für Ihre Haut.

»Auch du entscheidest, ob du schön bist.« (Manfred Hinrich)

»Ich dachte, nun ist der Lack ab«

Kinderkriegen hinterlässt Spuren. Nicht jede frisch gebackene Mutter hat die gleichen Probleme damit, aber jede frisch gebackene Mutter hat zwischendurch das unbestimmte Gefühl, sie sei »fürs Leben gezeichnet«: Dehnungsstreifen um den Bauch, müde, fahle Haut am Busen, Cellulite am Po, Pigmentflecken allerorten …

»Ich dachte, nun ist der Lack ab!«, erzählt die 32-jährige Rosemarie Westerländer. »Ich lag mit meinem Baby im Bett und gab ihm die Brust, strich über seine zarte Haut und guckte mir dabei meine rechte Hand an, und wissen Sie, wie die aussah und sich anfühlte? Wie bei einer Bauernmagd im Dreißigjährigen Krieg!«

»Mein Partner«, sagt Kim Basler, 41, »hat schon früh angefangen, meinen

Bauch, die Oberschenkel und den Po mit einem angeblichen Spezialmittel gegen Schwangerschaftsstreifen zu bearbeiten. War herrlich, aber absolut erfolglos! Ich rannte herum wie ein Fesselballon, wir kriegten Drillinge, und selbst jetzt, nach fast einem Jahr, sind die Streifen noch immer so unübersehbar, dass ich beim Ausziehen lieber wegschaue.«

Wie es ist, wenn einem die Figur unfreiwillig »entgleitet«

Christiane Haas, 27, war jahrelange Stammkundin im Fitness-Studio, als sie schwanger wurde. »Ich hasse schlaffe Bodys«, bekennt sie, »und immer, wenn ich im Center welche sah, schwor ich mir: Das passiert dir nicht!«

Nach der Geburt ihres Sohnes Daniel bekam Christiane Haas zum ersten Mal am eigenen Leib zu spüren, wie es ist, wenn einem die Figur unfreiwillig »entgleitet«.

Auch sehr schlanke und durchtrainierte Frauen können durch eine Schwangerschaft Figurprobleme bekommen.

»Ich hatte leider einen Kaiserschnitt und war in den ersten zwei, drei Wochen kein bisschen in der Lage, trainingsmäßig das durchzuziehen, was ich mir vorgenommen hatte, um nicht eine von diesen jammernden, total untätigen, auf ein Figurwunder hoffenden Jungmüttern zu werden.« Christiane Haas, vor der Schwangerschaft stolz auf ihren schlanken, durchtrainierten Körper, registrierte nun auf einmal eine Bindegewebsschwäche an den Beinen. »Es ist deprimierend, wenn etwas mit einem geschieht, und man kann es nicht aufhalten. Oder kann man es doch?«

Sex spielt in der Beziehung zwischen Eva Kollund, 36, und ihrem Mann Jörg eine große Rolle. »Er hat mich immer begehrt, und ich fand's unglaublich aufregend, wenn er mich liebevoll streichelte, von den Ohrläppchen bis zu den Zehen.« Seit der Geburt der kleinen Maria vor acht Monaten hat der Gatte das Streicheln gestrichen.

»Nicht nur der wabbelige Bauch scheint ihn zu stören«, stellt Eva Kollund betroffen fest, »er sagt auch: ›Deine Haut fühlt sich plötzlich so rau und rubbelig an, gar nicht glatt.‹ Wir schlafen längst nicht mehr so oft und intensiv miteinander wie vorher, obwohl ich sechs, acht Wochen nach der Geburt schon wieder große Lust drauf hatte. Das Schlimmste ist: Ich merke, ich lass' mich gehen, seit mein Mann so rummäkelt, futtere aus Frust zu viel, sogar die Essensreste von Maria putz' ich weg. Verdammt nochmal, ich brauch' Jörgs Streicheleinheiten, auch für meine Seele!«

Beim nächsten Kind wird alles anders

Wenn Sie noch einmal schwanger werden wollen: gleich darauf achten, dass die Haut eine große Extraportion Pflege bekommt. Damit Sie nicht zu den 75 Prozent der angehenden Mütter zählen, die auf einmal unter braunen Flecken auf Wangen, Nase und Oberlippe leiden, sollten Sie vorbeugend eine Tagescreme mit höherem Lichtschutzfaktor nehmen.

Auch der Busen verdient spezielle Pflege: Weil jede Brust bis zum Ende der Schwangerschaft bis zu 400 Gramm schwerer werden kann, empfiehlt es sich, morgens ein festigendes Öl einzumassieren, sie kurz kühl abzubrausen, dann ein Straffungsgel vom Brustansatz bis zum Hals aufzutragen – das hält die Haut elastischer. Die Brustwarzen werden zweimal täglich mit besonders fetthaltiger Creme verwöhnt.

Und der Bauch? Damit die Unterhaut bei seiner enormen Ausdehnung nicht rissig wird und Schwangerschaftsstreifen auftreten, bleibt nur die Zupfmassage morgens und abends. Wie die geht: siehe Seite 133. Eine Garantie gegen diese Dehnungsstreifen aber gibt es nicht – sie sind in vielen Fällen anlagebedingt.

Wohlfühl-Tipps für zwischendurch

Blütenbad für die Stimmung

Rosige Zeiten fürs Aussehen: Ein Blütenbad aus frisch gezupften Rosenblättern tut Händen und Füßen gut und hebt die Stimmung ungemein – jetzt wird die Haut zur Kur geschickt!

Es gibt zwei Gründe, die Haut mit Vitamin C einzucremen: Zum Schutz vor der Sonne und zur Pflege der Haut.

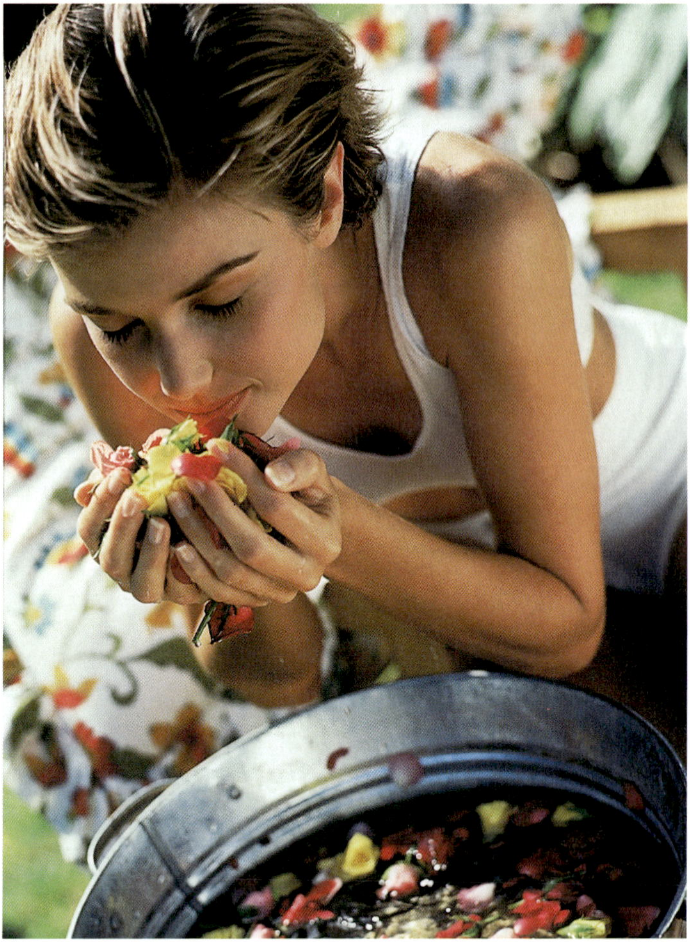

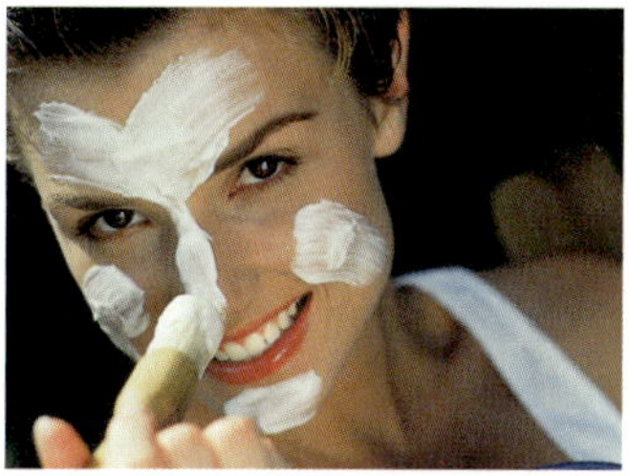

Quark-Honig-Maske für straffe Haut

Mal eben schnell angerührt: Eine Quark-Honig-Maske macht müde Haut prall und frisch, denn Bienenhonig ist durch seinen hohen Zuckergehalt ein ganz fabelhafter Feuchtigkeitsbinder.

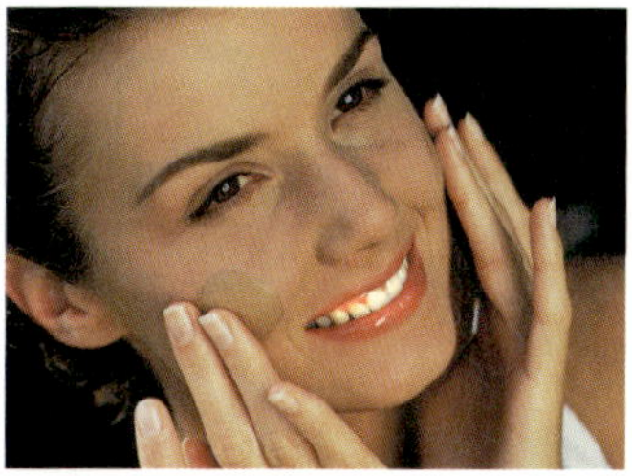

Pepp für blasse Haut

So wird blasse Haut aufgepeppt: den Teint einfach transparent tönen. Wichtig dabei ist, dass getönte Tages- und Feuchtigkeitscremes nur auf das bereits gereinigte Gesicht aufgetragen werden dürfen.

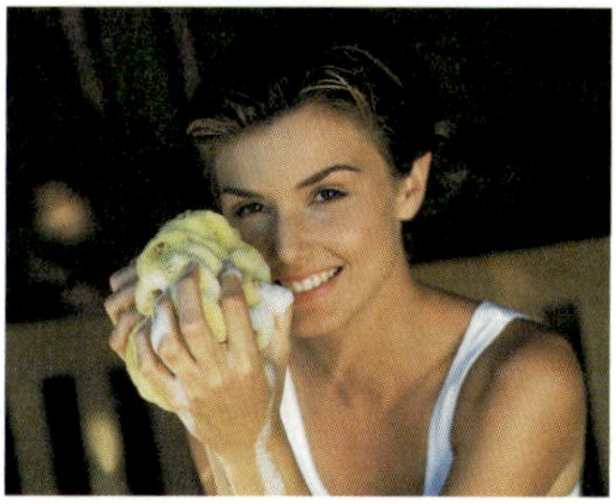

Gymnastik – einmal anders

Finger-Gymnastik beim Ellenbogen-Baden: Während sich Hornschüppchen an den Armpartien im Cremebad lösen, bearbeiten die Hände den Naturschwamm – Fitness-Training für die Finger.

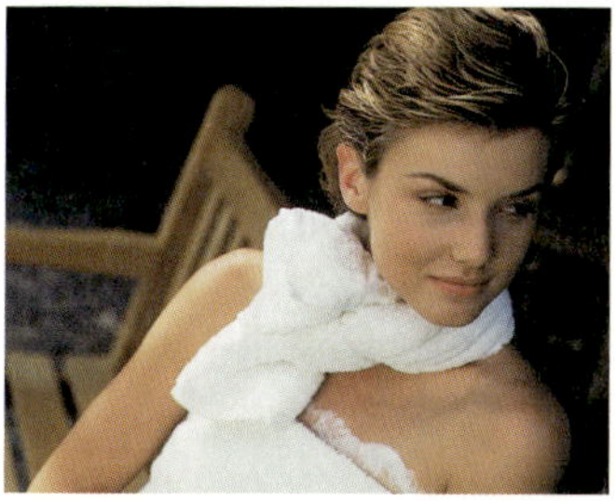

Öle und Cremes zum Auftanken

Gut verpackt an Hals und Busen: Spezialcremes mit wertvollen Vitaminen und Körperölen wirken noch intensiver, wenn die Haut mit vorgewärmten Handtüchern abgedeckt wird.

Auch Ihr Haar ist nach der Geburt reif für die Kur

Schwangerschaftsschlappe Haare brauchen in den Anfangsmonaten der neuen Mutter-Kind-Allianz eine echte Rundumpflege, selbst dann, wenn Sie vorher zu den beneidenswerten Frauen zählten, die mit ihren Haaren keinen Kummer haben. Am besten, Sie gönnen ihnen jetzt ab und an eine Intensiv-Behandlung, die für neue Energie sorgt:

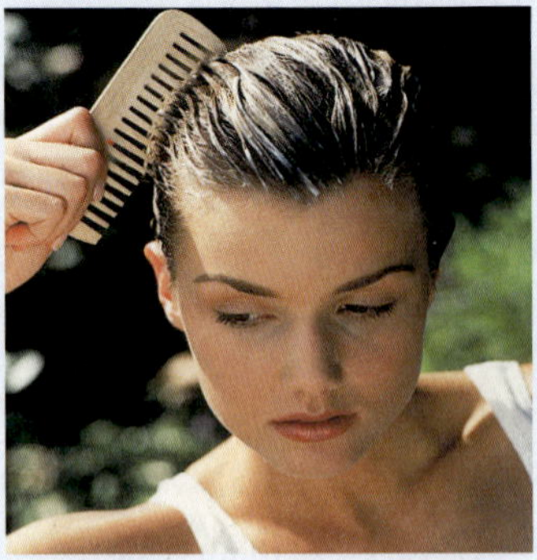

- Haarmasken zum Beispiel arbeiten so effizient, dass ein Teil der angelagerten Pflegestoffe ohne Weiteres mehrere Haarwäschen überstehen.
- Haarampullen empfehlen sich, wenn Sie während Ihrer Schwangerschaft Dauerwellen (o. ä. chemische Eingriffe) haben machen lassen – sie schützen das Haar nicht nur von außen, sondern dringen tiefer in die Struktur ein, als es beispielsweise eine Packung oder Spülung vermag.
- Thermo-Kuren schleusen Feuchtigkeit ins Haar und kitten Löcher in der Haarstruktur. Einfach im Wasserbad erwärmen und vor der Wäsche ins feuchte Haar geben. Damit die Pflegestoffe bis in die Haarspitzen gelangen, sollten Sie sie mit einem groben Kamm gleichmäßig verteilen (Foto).

Zum Schluss ein kleiner Wärme-Tipp: Die Pflegestoffe von Haarmaske, -packung oder -ampulle können sich am besten entfalten, wenn Sie nach dem Auftragen ein vorgewärmtes Handtuch um den Kopf schlingen und so die optimale Einwirktemperatur schaffen.

Schwangerschaftsstreifen: Hilft das Zupfen wirklich?

Diese weißlichen bzw. violettroten Risse im Unterhautgewebe an Busen, Bauch und Oberschenkeln machen fast jeder Frau zu schaffen – manchmal sogar, wenn sie überhaupt nicht schwanger, sondern nur viel zu dick war und eine Extrem-Diät veranstaltet hat. Denn: Die unschönen Streifen entstehen überall dort, wo die Haut zu schnell und zu stark gedehnt wird, die elastischen und kollagenen Fasern porös und rissig werden und das Bindegewebe einfach zu schwach ist, um mit diesem Ausnahmezustand klarzukommen.

Die schlechte Nachricht zuerst: Wenn die Geweberisse erst einmal auftreten, ist alles zu spät – völlig verschwinden werden sie nie wieder. Selbst die neueste Hightech-Methode »Skin Renewing«, bei der Ärzte mit Hilfe von Mikrokristallen Hautunebenheiten abschleifen, verspricht keinen absoluten Erfolg.

Ganz zum Verschwinden bringen kann man Schwangerschaftsstreifen nicht. Es gibt jedoch effektive Methoden, um sie deutlich zu mildern.

Die gute Nachricht: Oft verblassen die Streifen im Lauf der Zeit deutlich. Und natürlich kann man sie zusätzlich mildern. In der Apotheke gibt es Spezialcremes zum morgendlichen und abendlichen Einreiben. Bestimmte Zusätze forcieren die Dehnbarkeit der Haut, Silicium stärkt das stützende Bindegewebe. Am besten ist es, mit flachen Händen und weichen Kreisbewegungen im Uhrzeigersinn einzumassieren. Überdies sind auch Wechselduschen und Bürstenmassagen hier von Vorteil.

Aber verachten wir die gute alte Hebammen-Empfehlung nicht: Zupfmassagen zeigen tatsächlich Wirkung!

Die entsprechende Hautregion, beispielsweise am Bauch, wird vorher gut eingecremt, dann fassen Sie die einzelnen Hautfalten zwischen Daumen und Zeigefinger und zupfen sie hoch, möglichst schnell und kräftig. So »arbeiten« Sie sich über den ganzen Bauch, und wundern Sie sich nicht, wenn das tolle Durchblutungstraining täglich gut an die fünf Minuten dauert.

Die bessere Sauerstoffversorgung der Haut kann die Dehnungsstreifen unauffälliger machen.

Der Bauch: Immer Ärger mit den Alpha-Fettzellen

Dass es ohne Gymnastik-Übungen zur Festigung der Bauchmuskulatur nicht geht, haben wir schon im Problemzonen-Kapitel festgestellt – am Bauch aber sitzen auch die so genannten Alpha-Fettzellen, ziemlich große und ziemlich gefräßige Exemplare ihrer Gattung. Haben sie dank kalorienreicher Ernährung ihr volles Volumen erreicht, wird's unerhört mühsam, sie wieder zum Schrumpfen zu bringen.

Kein Grund zum Verzweifeln, schließlich kennen wir alle die wunderbare Wirkung des Wassers.

Beginnen Sie den Tag einfach mit einer Wechseldusche: Erst zwei Minuten lang warm, dann zehn Sekunden lang brrr-kalt – das veranstalten Sie 4-mal nacheinander. Am Schluss ist – tut mir leid – immer der coole Schauer dran.

Vitamine und Mineralien sind nicht nur für die Haut, sondern für den gesamten Stoffwechsel von größter Bedeutung.

Anschließend folgt eine Abreibung mit Naturbürste, Luffa-Schwamm oder Sisal-Pad, das Ganze endet mit erholsamen Einreibungen. Es gibt nämlich Cremes und Gele, die zum Beispiel Koffein, Enzyme oder Algensilizium enthalten und helfen können, die Haut an dieser Stelle sowohl zu entschlacken als auch zu straffen.

Und immer beliebter wird auch das »Aroma-Wrapping«. Was das sein soll? Sie reiben Ihren Bauch mit Limone-Minze-Körperöl ein, wickeln Frischhalte-Folie in mehreren Schichten um die Hüften und lassen alles eine halbe Stunde lang einwirken. Macht müde, schlaffe Haut unheimlich frisch und rosig!

Noch ein Wort zur Bauchmassage. Wenn Sie etwa mit dem Sisal-Handschuh im Uhrzeigersinn um den Nabel kreisen (optimal: fünf bis zehn Minuten), erzielen Sie einen doppelten Effekt: Sie machen ein gründliches Hautpeeling und regen zugleich den Hautstoffwechsel an. Im Übrigen werden inzwischen hoch professionelle, handliche Massagegeräte angeboten, die mit ihren Noppen oder Kegeln die Blutzirkulation derart pushen, dass eingelagerte Gewebeschlacken dadurch verschwinden und die Haut wieder frisch und rosig aussieht.

Schneller Check-up: Gute oder schlechte Haltung?

Ausstrahlung und Selbstbewusstsein – beides drückt sich unübersehbar in der Körperhaltung aus. Viele Frauen neigen nach Schwangerschaft und Geburt dazu, mit leicht gebeugtem Rücken, vorgezogenen Schultern und eingeknicktem Becken zwischen Küche und Kinderzimmer zu pendeln, weil sie schwer an der neuen »Last des Alltags« tragen. Sie vergessen aber, dass hängende Schultern und ein eingesackter Brustkorb sowohl die Atmung als auch die Blutzirkulation und damit den Kreislauf insgesamt behindern.

Hier ein einfacher Check, wie's um Ihre Wirbelsäulen-Haltung bestellt ist: Stellen Sie sich nackt mit dem Rücken gegen eine Wand. Die Fersen bleiben dabei etwa zehn Zentimeter von der Fußleiste entfernt. Jetzt sollen Kopf, Schulterblätter und Po eigentlich die Wand berühren, und in Taillenhöhe darf maximal eine Handbreit Abstand sein.

Bei zu starker Wirbelsäulenkrümmung würde der Kopf nicht bis an die Wand kommen und das Kreuz wäre so hohl, dass eine Faust dazwischen passte.

Schlechtes Testergebnis? Sorry, Sie sollten die Kissen-Gymnastik von Seite 106 ff. intensivieren!

Dekolletee: So können Sie wieder einen tiefen Ausschnitt tragen

Ringe und Trockenheitsfältchen am Hals und um den Busen als Folge der hormonellen Veränderungen nach der Geburt, dazu Brüste, die durchs Stillen etwas an Sehenswürdigkeit verloren haben – das Dekolletee wirkt knitterig und insgesamt ein bisschen kümmerlich?

Das liegt zum einen daran, dass die Haut an dieser Stelle unseres Körpers extrem dünn geraten ist und kaum Fettgewebe besitzt, um von unten aufzupolstern. Weder der Hals noch das Dekolletee verfügen über Talgdrüsen, die für Geschmeidigkeit sorgen können, und ein stützendes Bindegewebe gibt's ebenso wenig. Wenn Sie hier bisher wenig aktiv waren, müssen Sie jetzt doppelt ran, konkret: ab sofort gehört das Dekolletee mit zur täglichen Gesichtspflege, sowohl beim Reinigen als auch beim Cremen.

Schön für zwischendurch können Ölpackungen sein: Avocado- oder Jojobaöl auftragen, mit Folie abdecken, eine Stunde einwirken lassen. Der Wärmeeffekt durch die Folie optimiert die Wirkung. Da Sie im Zweifel nur selten so viel Zeit haben, lässt sich das Öl selbstverständlich auch einmassieren. Wenn Sie vorher kurz ein feuchtwarmes Tuch aufs Dekolletee legen, funktioniert die Wirkstoffaufnahme besser.

Sie wollen sich etwas besonders Gutes gönnen? Fragen Sie in der Parfümerie nach Ampullen-Kuren mit Collagen, Elastin und Algenextrakten. Sie wissen ja: Algen straffen die Haut, enthalten viele Aminosäuren, Mineralien und Vitamine.

Beim Cremen und Massieren gehen Sie so vor: Am Hals sanft von unten nach oben streichen, am Dekolletee von innen nach außen kreisen.

Und immer dran denken: Kopf hoch, Brust raus! Wer seine Schultern hängen und den Brustmuskel erschlaffen lässt, riskiert ein faltiges Dekolletee. Da hilft dann auch kein Schlafen mit Nackenrolle mehr …

Das neue Pflegeprogramm: Ein erhebendes Gefühl für den Busen

Wer so gut wie kein Problem mit seinem Busen hat (Sie merken schon, hier ist von höchstens einem Prozent der weiblichen Bevölkerung die Rede), kommt per hausgemachter Rezeptur durchs Leben: Eine Packung aus 2 EL Sahne, 1 EL flüssigem Honig und 1 TL Weizenkeimflocken anrühren, in sanften Kreisen auf dem Busen verteilen (die Brustwarzen bitte aussparen), etwa eine viertel Stunde einwirken lassen –

fertig. Die Mixtur schmirgelt raue Stellen glatt, beruhigt irritierte Haut und glättet Trockenheitsfältchen.

Allen anderen sei folgendes 4-Punkte-Programm in Sachen Pflege empfohlen, um die Busenhaut wieder elastisch, glatt und geschmeidig werden zu lassen:

1. Einmal die Woche steht ein Trocken-Peeling auf dem Plan. Vor dem Duschen rubbeln Sie mit einer weichen Körperbürste abgestorbene Hornschüppchen runter (die Brustwarzen bleiben außen vor), dabei wird auch die Durchblutung angekurbelt.
2. Einmal täglich Modelliercreme auf der Haut verteilen. Sie starten mit der rechten Hand und umkreisen dabei die linke Brust, machen dann um beide Brüste 10- bis 15-mal eine Achterbewegung, wiederholen anschließend das Ganze mit der linken Hand. Die in der Creme enthaltenen Wirkstoffe – Algenextrakte, Plankton, Jojoba- und Mandelöl, Aminosäure- und Zuckerverbindungen – straffen das Bindegewebe und regen das Zellwachstum an.
3. Einmal im Monat gibt's eine Feuchtigkeitspackung. Die Sache ist ganz einfach: Beide Brüste werden richtig dick mit Körpercreme eingerieben, die 15 Minuten einwirken soll. So wird die Elastizität der Busenhaut unterstützt, ein Vorgang, der schon nach kurzer Zeit Wirkung zeigt.
4. Zweimal pro Jahr: Wärmetherapie im Kosmetikstudio. Eine Mineralstoff-Modellage macht durch ihre Hitzeentwicklung die Haut aufnahmebereit für eine hoch konzentrierte Wirkstoff-Ampulle à la carte. Hinterher sieht der Busen sofort praller und frischer aus.

Ein kleiner Tipp: Nach einer Reinigungsmaske ist die Haut besonders aufnahmefähig für die Wirkstoffe von Pflegemasken.

Eiswürfel-Training: Der Schock, der aus der Kälte kommt

Haben Sie schon mal probiert, Ihren Busen mit einer Hand voll Eiswürfel aus dem Tiefkühlfach zu schocken? Das ist kein Masochismus, sondern ein ideales Gefäßtraining, denn bei Berührung der Haut mit den Kältekugeln (es gibt ja inzwischen Eiswürfel ohne Ecken und Kanten, entsprechende Fertigfolien dafür finden Sie in jedem Haushaltswarengeschäft) ziehen sich die feinen Äderchen ultraschnell zusammen – und Ihnen bleibt beim ersten Mal garantiert die Luft weg! Aber kaum ist der Temperaturschock vorbei, weiten sich die Äderchen wieder, und das Blut pulsiert wie nie zuvor.

Was das soll? Ihr Busen wird fabelhaft durchblutet und schimmert wunderbar rosig.

Das Procedere können Sie bis zu fünfmal wiederholen, danach wird die Haut vorsichtig mit einem weichen Tuch trocken getupft und richtig dick eingecremt.

Lassen Sie die Eiswürfel ruhig öfter in Aktion treten, die Brüste werden es Ihnen danken.

Der Knackpunkt: Wie Sie Ihren Po aufpeppen

Der »Allerwerteste« ist es wert, dass man sich mit ihm echt Mühe gibt. Männer mögen ihn knackig, leider schlägt die Schwerkraft ausgerechnet dort besonders gnadenlos zu. Reden wir nicht drumherum: Die – wie am Bauch – extrem großen Fettzellen lassen den Po bei vielen Frauen zum ungelösten Problemfall werden.

Was also tun?

Auch hier hilft eiskaltes Wasser am Schluss der morgendlichen Duschprozedur. Um die kalte Po-Partie anschließend wieder auf Normaltemperatur zu bringen, braucht der Organismus Energie und verbrennt zu diesem Zweck dort angesiedelte Fettzellen. Meer bringt noch mehr: Mineralschlamm-Packungen aus dem Toten Meer, voller Magnesium, Kalzium bzw. Eisen, dringen tief in die Po-Haut ein und päppeln den erlahmten Stoffwechsel auf, sodass er seine Aufgabe an Ort und Stelle endlich wieder mit Bravour erfüllt.

Cellulite: So lässt sich Orangenhaut wieder glatt bügeln

Gerade am Po, leider auch an den Hüften und Oberschenkeln, siedeln sich jene hässlichen Dellen an, die gar nicht unbedingt etwas mit der Schwangerschaft zu tun haben müssen (es sei denn infolge hormoneller Einflüsse), durch die Hautdehnung und -rückbildung aber oft erst nach der Geburt unübersehbar werden. Stoßseufzer der gestressten Mütter: »Das nun auch noch!«

Im Grunde geht es auch hier um die Entgleisung von Fettzellen. Dazu muss man wissen: Die elastischen Fasern im weiblichen Bindegewebe verlaufen parallel, die Fettzellen aber, oft um das Fünfzigfache vergrößert, entwickeln sich kugelförmig und bilden regelrechte Fett-Trauben, die sich dann zur Hautoberfläche durchmogeln können und dort – vor allem bei schwächerem Bindegewebe – deutlich abzeichnen!

Folge: Durchblutung, Stoffwechsel und der Abtransport von Schlacken erlahmen, Gewebsflüssigkeit staut sich in den Zellzwischenräumen. Nur durch gezielte Aktivitäten lässt sich diese Stagnation zumindest teilweise beheben.

Wie denn wohl?

Durch Stoffwechselanregung, durch Stärkung des Bindegewebes, durch Fettab- und Muskelaufbau. Eine Behandlungsmethode allein reicht selten. Der Mix aus Bewegung, Pflege und fettärmerer Ernährung dürfte am effektivsten sein. Da Sie mit unserer Snacking-Diät und der Kissen-Gymnastik bereits auf dem richtigen Weg sind, hier einige ergänzende Pflege-Informationen:

- Aktuell ist ein Peeling-Gel, das mit zwei unterschiedlichen Granulatgrößen sowie Fruchtsäure arbeitet. Es wird nicht mit der Hand, sondern mit einem flachen Sisal-Pad in kleinen Kreisen in den Po einmassiert, beschleunigt die Mikrozirkulation und entsorgt Giftstoffe. Weil sich erste Erfolge erst nach Wochen zeigen, müssen Sie allerdings etwas Geduld haben.

Große Geduld ist bei Cellulite die wichtigste Voraussetzung. Es sind hier oft die einfachsten und die während langer Zeit angewandten Therapien, die zum Erfolg führen.

- Stark im Kommen: spezielle Massagegeräte, die die Haut durch Roll-Saug-Bewegungen so intensiv massieren, dass die Schlacken aus dem Fettgewebe quasi hinauskomplimentiert werden. Fortschritte sollen hier schon nach einem Monat sichtbar sein.
- Weil Cellulite zwar keine Krankheit, aber ein weit verbreitetes Ärgernis ist, haben sich natürlich längst auch Mediziner damit beschäftigt. Als am erfolgreichsten gilt derzeit die so genannte Cellulipolyse, eine Elektrostimulation mit Nadeln, die direkt unter der Haut die Fettzellen schrumpfen lässt.

Anti-Cellulite-Wirkstoffe

Wenn Sie all diesen Anti-Cellulite-Aktionen misstrauen, aber trotzdem nicht tatenlos zusehen wollen, wie sich die Orangenhaut immer mehr ausbreitet, dann sollten Sie zumindest wissen, welche neueren Wirkstoffe in Cremes & Co. angesagt sind.

Beauty-Experten schwören derzeit zum Beispiel auf Algen, die straffen und Feuchtigkeit binden. Außerdem auf Centalla (die Wurzel eines asiatischen Strauches), weil sie für mehr Hautelastizität sorgt. Colaextrakt baut Fett ab, Gingko ebenfalls. Grüner Kaffee (nicht Tee!) verhindert das Aufblähen der Fettzellen, Koffein entschlackt und entwässert, Ruscus entwässert ebenfalls und strafft zusätzlich. Salicylsäure glättet und strafft, Silicium verbessert die Struktur. Thermalplankton hat einen bindegewebsstärkenden Effekt, Vitamin E aktiviert den Stoffwechsel.

Trotzdem, immer daran denken: Wunder dauern etwas länger ...

Mitesser oder Pickel: Schuld sind die Hormone

Sie haben dafür gesorgt, dass sich der Körper aufs Kinderkriegen programmiert und man mütterliche Gefühle entwickelt, sie sind unter Umständen aber auch für Hautunreinheiten verantwortlich: die Hormone.

Wie in der Pubertät können sie während oder nach der Schwangerschaft die Talgdrüsenproduktion so ankurbeln, dass die Haut fettet und Poren verstopfen. Wenn dann noch Stress hinzukommt, bleiben Mitesser, womöglich sogar Pickel im Gesicht unausweichlich.

Die Pflege unreiner Haut funktioniert heutzutage relativ einfach. Wichtig ist die tägliche und äußerst sorgfältige Reinigung mit speziellen Produkten. Morgens und abends wird so der Talgüberschuss größtenteils entfernt, damit die Poren gar nicht mehr verstopfen können. Klar, dass man seiner Gesichtshaut in dieser Zeit keine stark fetthaltigen Cremes o. Ä. zumutet, und auch fürs Make-up gilt: möglichst wenig Fettanteile. Am besten, man verwendet sowieso ein Spezial-Make-up mit antibakteriellen Substanzen oder ein reines Feuchtigkeits-Make-up.

Östrogen ist ein wichtiger Hautregulator. Da die Hormonfunktion auch von der Ernährung abhängt, ist es um so wichtiger, gesund zu essen.

Sind vorhandene Mitesser zu entfernen, bloß nicht auf die Idee kommen, sie mal eben schnell auszudrücken! Das führt in vielen Fällen zu Entzündungen. Besser: Gönnen Sie Ihrem Gesicht zunächst ein Dampfbad, das öffnet die Poren. Dann umwickeln Sie die Finger mit einem Papiertuch, ziehen die entsprechende Stelle behutsam auseinander und schieben den Mitesser von unten vorsichtig heraus (klappt das nicht auf Anhieb, Aktion abbrechen! Eine Kosmetikerin kann helfen, zur Not bleibt nur der Gang zum Hautarzt). Sind Sie erfolgreich, wird die Haut hinterher mit einer alkoholhaltigen Lotion betupft, damit sich nichts entzündet. Dann gehört Spezialsalbe oder Heilcreme auf die Stelle.

Vereinzelte kleine Pickel lassen sich übrigens auch austrocknen. Dafür eignen sich Spezialstifte zum Tupfen. In schwereren Fällen können Masken aus Schlamm und Heilerde, Ampullenkuren mit Fruchtsäure oder Tiefenschälkuren mit asiatischen Heilkräutern vonnöten sein. Darüber sollten Sie dann allerdings mit der Kosmetikerin, im Zweifel sogar mit einem Dermatologen reden.

In den allermeisten Fällen aber pendelt sich die Hormonlage nach einer gewissen Zeit der Umstellung sowieso wieder aufs gehabte Maß ein, und die Haut reagiert wie früher: ganz normal.

Body-Mass-Index (BMI-Tabelle)

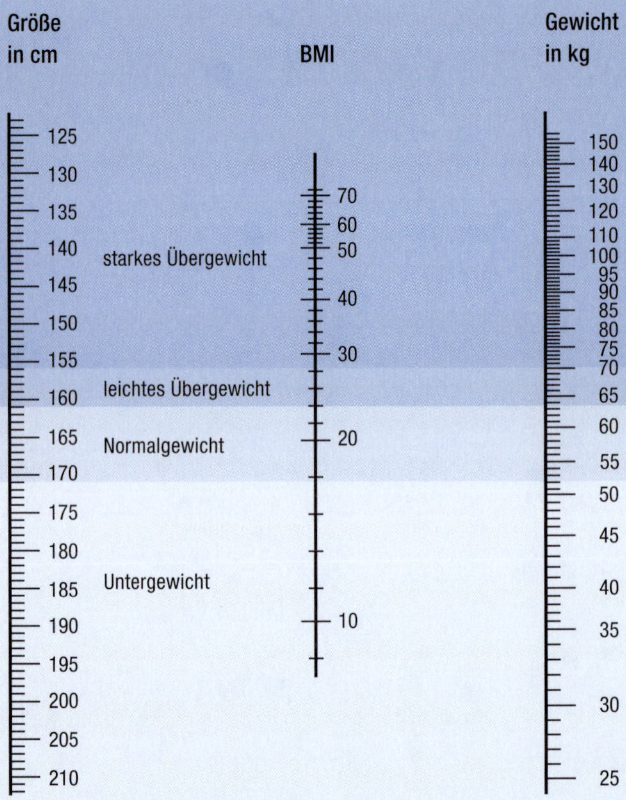

Wie Sie aus dieser Tabelle Ihr Wohlfühlgewicht ablesen, erfahren Sie ab Seite 23.

Register